イライラ・不安が消える！

疲れたこころとからだの休め方

Chieko Aoki
青木智恵子・著

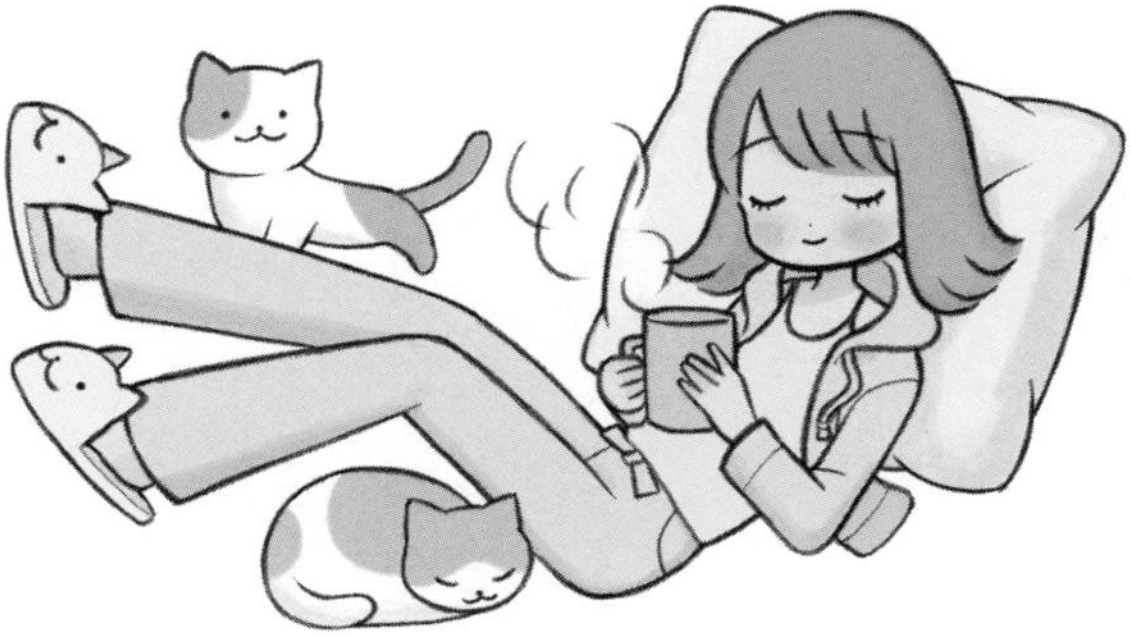

自由国民社

はじめに

◆ この本を開いてくださりありがとうございます。

◆ この本に興味を持ってくださったというあなたは、「自分は疲れているかもしれない」という直感がはたらいた証拠。

すなわち、自分の心の奥底にある「内なる声」に直観で気づいたわけです。

あなたは自分流セルフケアの一歩を踏み出していると確信します。

『自分の気持ちに正しく気づく』。

まずはそこから。

この本は「気づく」方法について多種多様にご紹介しています。

さらには「気づいた後に何をすればよいか」という生きやすさのヒントも満載です。

◆いま、この時代は、社会全体がゴールのみえない漠然とした不安につつまれています。
あなただけではないのです。


未知のウイルスによる自粛・生活様式の変化。

そして、毎日のように「記録的な」「猛烈な」「経験したことがない」という気象・災害・事件が各国で頻発し、人々の「不安」「イライラ」「心配」「悲しみ」はＭＡＸ。

それらの感情は「怒り」という形になってあらわれます。

生活の変化は、仕事・お金・家庭・子育て・学校等すべてに影響。

そして、働く人・働けない人・病気の人・病気でない人・医療者・学生・先生・子ども・親・お年よりなど、どの立場の方も心身の疲れがたまっている世の中です。


この本は、そんな心身の疲れをとるエクササイズなどをあつめました。

《さらにお得な本書の特徴》

①執筆時点で科学的根拠がしめされた事柄にもとづいている。
②加えて筆者が「全部やってみた」。
③実践してみて難しすぎる部分や海外の言葉など、できるだけ簡単な表現にした。
④日本人仕様にアレンジや実践しやすい工夫をした。
⑤筆者は医療従事者でもあるので、内容は心理学のみにとどまらず、精神保健×心理学×リハビリ医学。多岐分野を凝縮した渾身の一冊。

このように日々の疲れから人生の疲れまでの疲れをトル技、てんこもり!

「どんな人でもドレカはデキル」
本を開いてくださったあなたが「小さな自分革命」を踏み出せますよう祈っております。

青木智恵子

2021年　夏

この本のつかい方

(1) この本は、「いまこれを読んでいるあなた」が参加し、あなたがつくる「ワーク」の部分を多くしています。書き入れられる項目に鉛筆マーク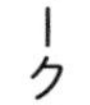がついています。

(2) どこから読んでもどこから始めてもＯＫ！　目次をみて直観で気になった項目を開いてみてください。

(3) 自分の持ってる手帳に貼って生かせる記入欄シートを多くもうけました。Ｍｙ《マイ》手帳をデコって自分流手帳術にいかしてください。

(4) 挿し絵は塗り絵にもなります。塗り絵に没頭することもメンタルにｇｏｏｄ！（《第III章》あそびゴコロは副作用のない無敵のクスリ参照）気が向いたときにあなたの気分色で素敵な色塗りを楽しんでください。

(5) 巻末には付録つき！

① 「長い文章を読むのはしんどい」というそんなあなたは、277ページの「弱みは強み：発見早見表」をみるだけでちょっとした勇気がでることでしょう。手っ取り早くネガティブ感情を自分の武器にしてください。

② 善行は自分力をあげる要素！　善行銀行・「よいちょ©」通帳ページ（280ページ）でオリジナル善行をどんどん貯め得・貯め徳してください。お気に入りのプチシールやミニはんこで自分流に記入して活用してください。

※なお、医療・科学の分野は日進月歩で日々進化しています。ご活用の際には新しい情報を取り入れながら応用してください。
※実施するにあたり感染予防には充分ご配慮をお願いします。

目次

第VI章 ココロのレスキュー：心の緊急事態にそなえる 209

第Ⅰ章

自分に気づく・自分を受容する
～まずはそこから～

呼吸はあなたを変える

1

息をすること
～呼吸している自分に気づく

いま、この本を読んでいるあなた。

「自分が今、呼吸している」と意識していましたか？ 言われてハッと、「息をしている自分」に気づき、意識すると思います。

このように「呼吸する」ことは、当たり前すぎて、ふだん意識することはほとんどありませんね。

しかし、「呼吸を意識」し、「呼吸をコントロール」することにより、自分の心と身体に変化を与え、自分をコントロールする力につながります。

例えば徒競走の「ヨーイ、ドン」の「ヨーイ…」のとき、大抵の人は心臓がバクバクして、呼吸も速くな

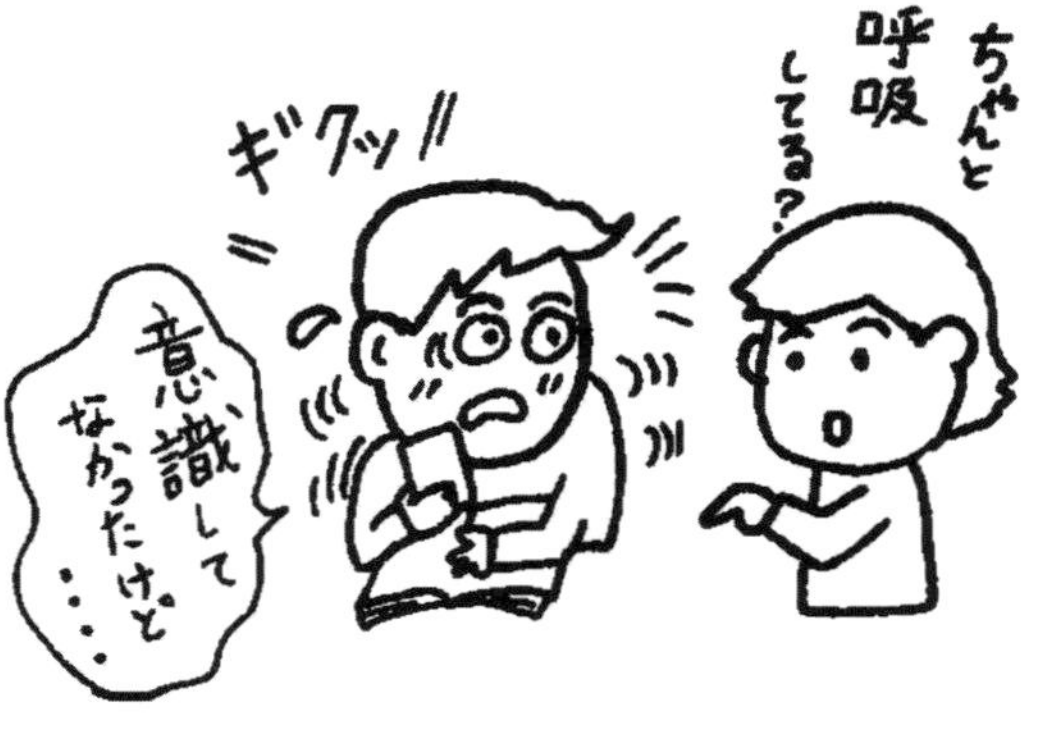

ちゃんと呼吸してる？
ギクッ!!
意識してなかったけど・・・・

関連項目→〔2〕〔3〕〔4〕

り、緊張して、意識しなくても心身が「戦闘態勢」に入っていますね。

このとき、「ゆっくり呼吸しながら心臓をバクバクさせて脈拍をあげて戦闘準備態勢入れ」と言われてもできませんね。

つまり、「落ち着く」「緊張する」という「気持ち（感情）」のコントロールは意図的にできなくても、「呼吸」は意識して「速めたり、ゆっくりしたり、浅くしたり、深くしたり」というふうに、自分でコントロールが可能です。

このことを利用すれば、呼吸をうまくコントロールすることで、自分の心を「落ち着かせる」「集中させる」「不安な気持ちから注意をそらす」ということが可能になります。

呼吸をコントロールするエクササイズを続けると、「うつ症状」や「不安」の軽減になるという報告もあります。

POINT

精神状態を自分で操ることは難しいが、「呼吸」は自分でコントロールできる

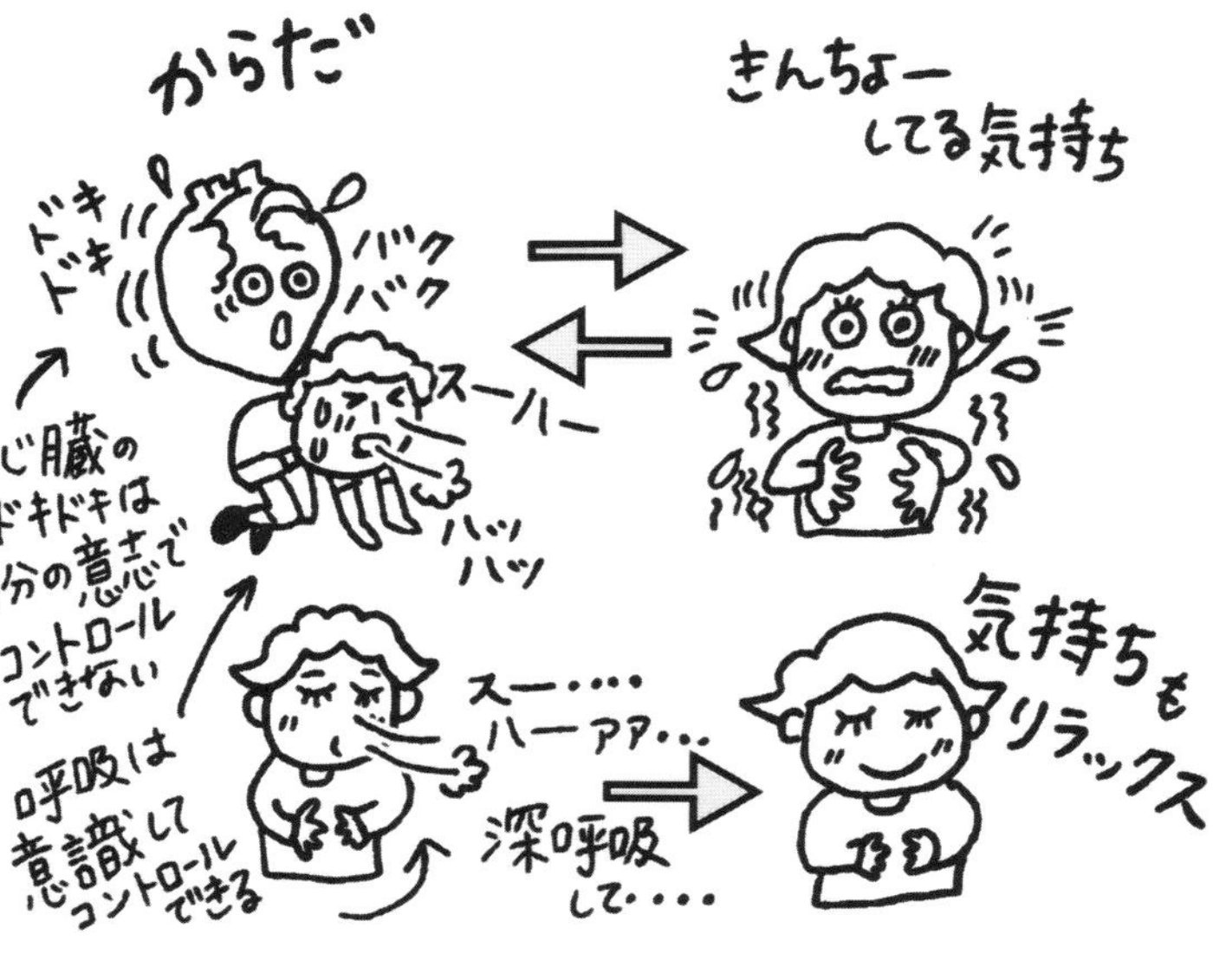
からだ
きんちょーしてる気持ち
ドキドキ
バクバク
スーハー
ハッハッ
心臓のドキドキは自分の意志でコントロールできない
呼吸は意識してコントロールできる
スー….
ハーアア…
深呼吸して….
気持ちもリラックス

では、
できることから
呼吸レッスン
LET'Sトライ！

2
姿勢を正して、呼吸に注目。吐く息長く、深呼吸♥

デスクワークが続いていたり、スマホ画面をみて猫背で下ばかりみて作業しているときなど、ふと気がつくと、呼吸が浅くなっていることが多いかと思います。
ちょっとした合間におこなってみてください。

関連項目→〔1〕〔3〕〔4〕〔61〕

やりかた

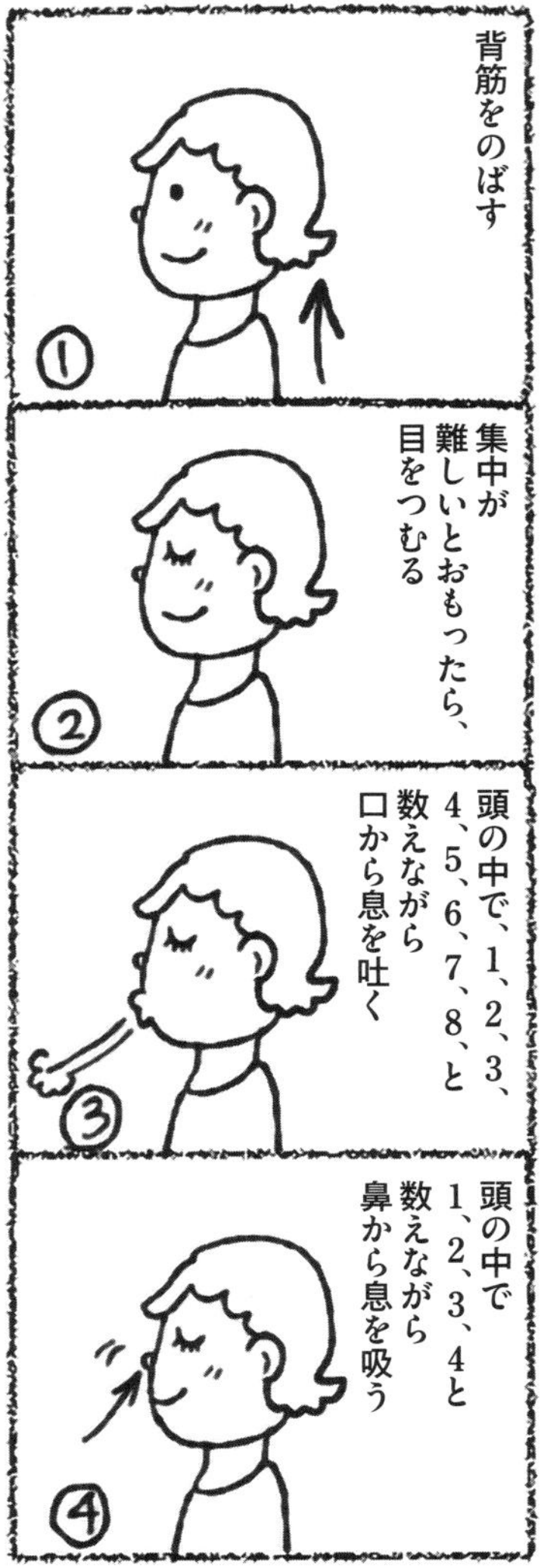

背筋をのばす
①
集中が難しいとおもったら、目をつむる
②
頭の中で、1、2、3、4、5、6、7、8、と数えながら口から息を吐く
③
頭の中で1、2、3、4と数えながら鼻から息を吸う
④

③と④をくりかえす

POINT

吐く息の長さが吸う息の倍になるように練習する

例）吐く長さ8つ数える：吸う長さ4つ数えるのが慣れなくてちょっとむずかしいと思ったら

吐く息：吸う息＝4：2　or　6：3などから

はじめてすこしずつ吐く息を長くしていきましょう。

充分慣れたら、吐く息の長さを3倍にすると達人に！

関連項目→〔62〕
関連ページ→ 231、234ページ

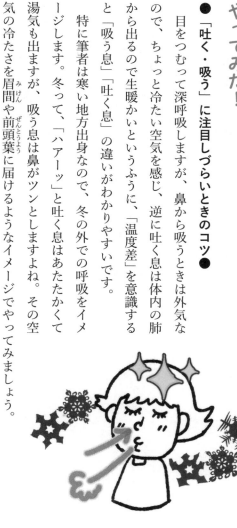

やってみた！

●「吐く・吸う」に注目しづらいときのコツ●

目をつむって深呼吸しますが、鼻から吸うときは外気なので、ちょっと冷たい空気を感じ、逆に吐く息は体内の肺から出るので生暖かいというふうに、「温度差」を意識すると「吸う息」「吐く息」の違いがわかりやすいです。

特に筆者は寒い地方出身なので、冬の外での呼吸をイメージします。冬って、「ハアーッ」と吐く息はあたたかくて湯気も出ますが、吸う息は鼻がツンとしますよね。その空気の冷たさを眉間《みけん》や前頭葉《ぜんとうよう》に届けるようなイメージでやってみましょう。

また、鼻から空気を吸うときに、眉間あたりを通って、「前頭葉」に新鮮な酸素を送り込み、おでこや頭頂まで綺麗で新鮮な空気が広がっていくようなイメージをしてみましょう。ヨガのリラックス呼吸法にもつうじる方法です。

3
腹式呼吸の練習方法～おなかに風船のイメージで～

腹式呼吸（横隔膜）にはよいことがたくさんあります。

《メリット》
・リラックスできる
・酸素が身体に行きわたり血行がよくなる
・横隔膜が下がることで腹部の内臓を刺激しお通じがよくなる
・声を出す力が強くなる
・痰や咳を出す力をアップさせる
・「呼吸と身体が連動していること」を感じるエクササイズにもなる（ヨガの観点）

ではここで「腹式呼吸のメリットはわかったけど実際どんなふうに練習すればよいの？」

関連項目→〔1〕〔2〕〔4〕〔61〕
関連ページ→ 25ページ

と、思った方にオススメのエクササイズをご紹介します。親子でおこなってもよいですし、保育や学校の現場で活用してもＯＫ！

やりかた

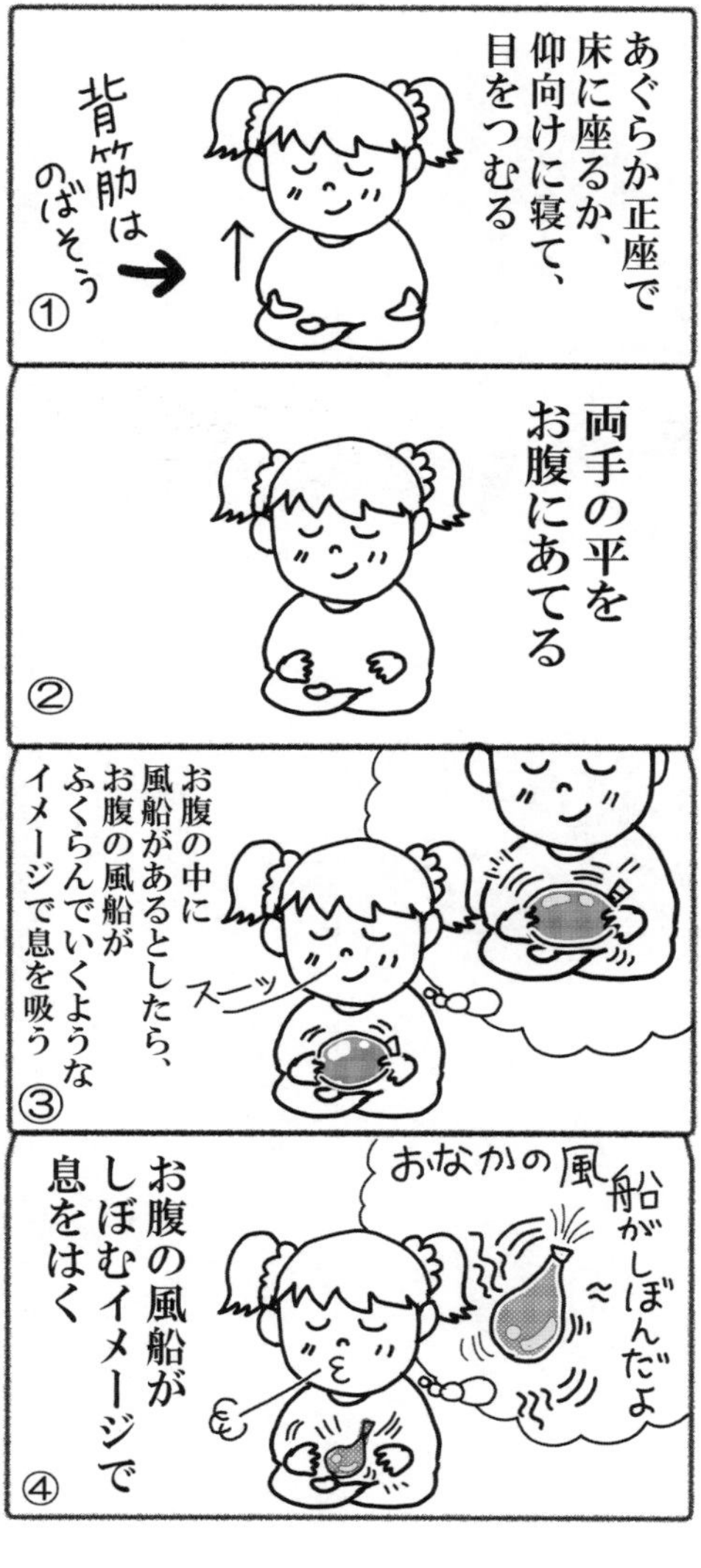
あぐらか正座で床に座るか、仰向けに寝て、目をつむる
背筋はのばそう
①
両手の平をお腹にあてる
②
お腹の中に風船があるとしたら、お腹の風船がふくらんでいくようなイメージで息を吸う
スーッ
③
お腹の風船がしぼむイメージで息をはく
おなかの風船がしぼんだよ
④

関連ページ→ 22ページ

POINT

お腹に手をあてると、膨らみやへこみで「腹式呼吸」していることを意識しやすいです。最初、難しいなと思ったときは、吐くときに「両手で少しお腹を押して風船をしぼませる」イメージで息を吐くと、自然にコツをつかめるようになります。

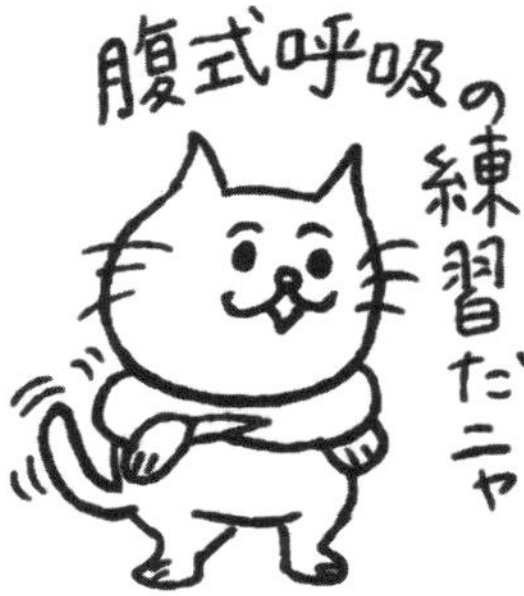

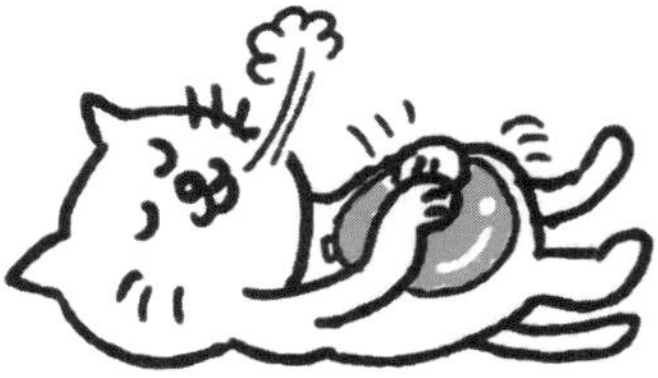

関連ページ→ 21ページ

4
口すぼめ呼吸 ～ローソクを吹き消すように～

口をすぼめてローソクを吹き消すような呼吸方法があります。

呼吸循環器のリハビリのひとつとして「口すぼめ呼吸」が活用されることもあります。

これは口をすぼめて呼吸することにより、**気道などの内圧を上昇させ1回あたりの換気量を増加させる効果**があるためです。

つまり効率的に酸素を体におくりこみ、肺からの空気も充分に出ていくということです。

呼吸困難の減少もみこめる呼吸方法です。この方法に腹式呼吸やマインドフルネスの要素もアレンジ。お子さんでも「息を吐くと身体の力が抜けていく感覚」や「身体や心がリラックスする感覚」をみにつけやすいので、親子、または保育・教育の場で活用してもＯＫ！

関連項目→〔1〕〔2〕〔3〕
関連ページ→ 25ページ

やりかた

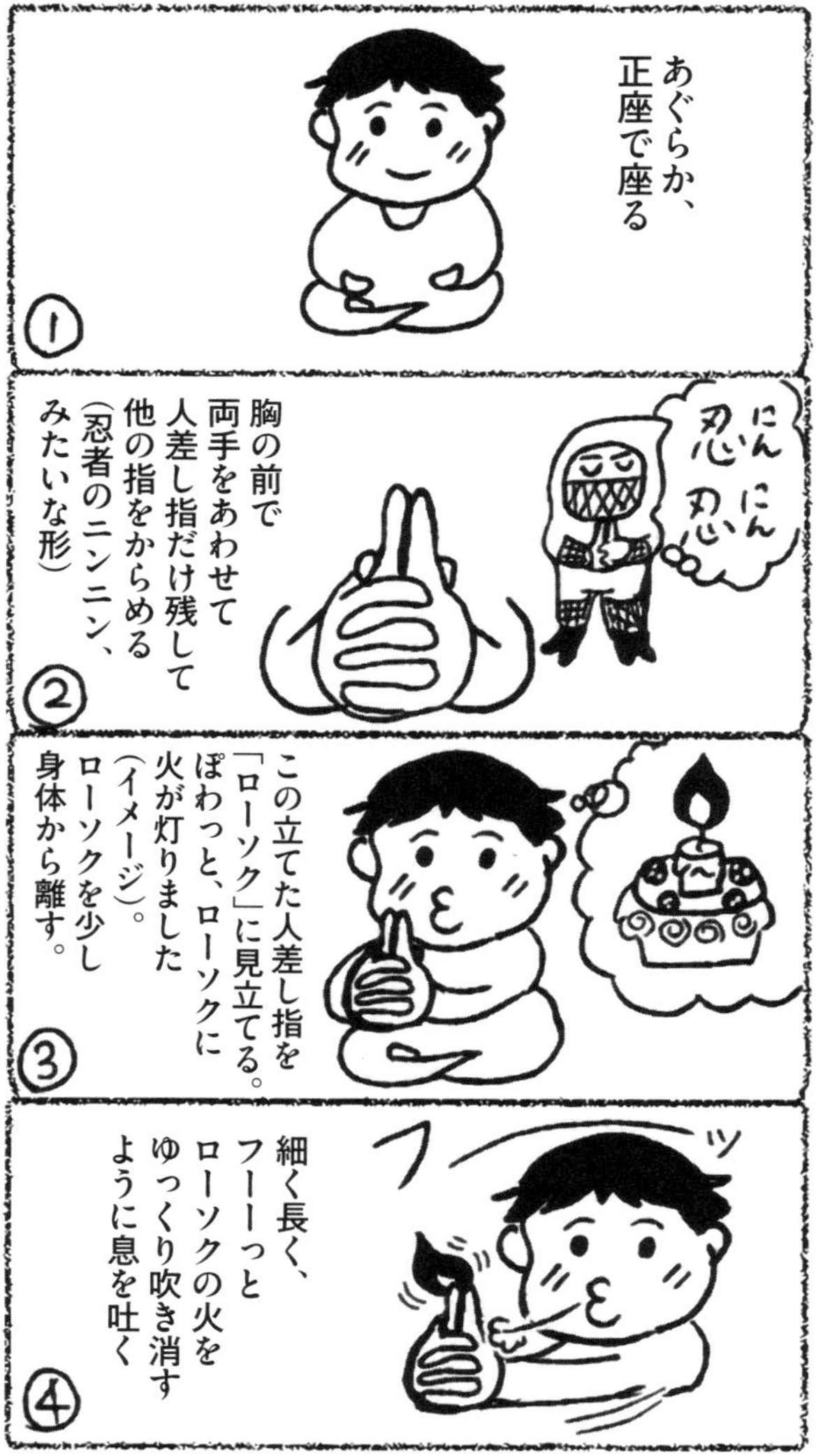

あぐらか、
正座で座る
①
忍《にん》忍《にん》
胸の前で
両手をあわせて
人差し指だけ残して
他の指をからめる
（忍者のニンニン、
みたいな形）
②
この立てた人差し指を
「ローソク」に見立てる。
ぽわっと、ローソクに
火が灯りました
（イメージ）。
ローソクを少し
身体から離す。
③
フ　ッ
細く長く、
フーーっと
ローソクの火を
ゆっくり吹き消す
ように息を吐く
④

これを何回か繰り返します

コラム

パニックになったときにもつかえる！

過度の緊張や不安で「パニック」になったとき、例えば、急に心臓がバクバクして血圧が上昇したり、発汗、息苦しさを感たり、足がすくんでその場に座り込んでしまうなどの状態に陥ったときにも〔1〕～〔3〕の深呼吸をするとよいです。

たとえば、過去の強烈な不快な体験を思い出させるような場所や出来事などにより、突然パニックに陥ったときにおこなってみてください。

座ったり、四つん這いになるなどして、自分が一番らくな姿勢になり、呼吸に集中し、ゆっくり息をはく「深呼吸」を繰り返してみましょう。

医療者も、精神的なものが原因で突然過呼吸になった方などにたいしては、まずは「ゆっくり息を吐いて……吸って…」というふうにゆっくり深呼吸をして呼吸を整えていただきます。救急車の中だと、意識はハッキリしていて清明でも、パニック発作をおこされて血圧が急に上昇したり、呼吸も「ヒーッ、ヒーッ」というような浅くて頻回な呼吸になる方もいます。そのような方にはストレッチャ

関連項目→〔3〕〔4〕

ーの上で深呼吸していただきます。そして、深呼吸していくうちに、救急車内の機械の画面で実際に血圧や脈がおちついていく数字をみていただきます。そのうち、手足のしびれがなくなる方もいます（ただし、このような経験をされた方は後日、心身の病気が隠れていないか精査し、かかりつけの主治医や専門家に相談してください）。

5
不安になったらダメ…ではなくて『不安』になっていい！

「なんにもしない夫にイライラ」

「宿題をしないでスマホばかりいじっている子どもにイライラ」

「わがままを言ってくるお客さんにイライラ」

「理不尽なクレームを言う患者さんに正直イライラ」

「イライラする自分に、イライラ」

『イライラしていいんでしょうか!!』

答えはＹＥＳ。

『いいんです！』

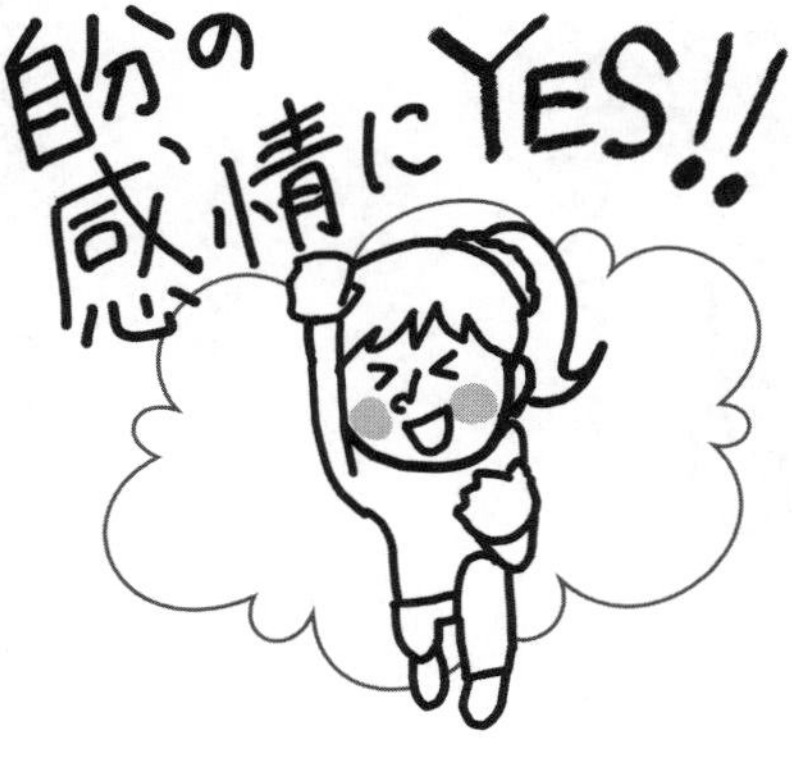

関連項目→〔6〕〔7〕〔8〕〔19〕〔22〕〔28〕
関連ページ→ 179ページ

随分前になりますが、筆者が講師に行ったときに、参加者の中で「イライラして不機嫌になる自分が嫌で、自己嫌悪になる」という人がいました。

また、筆者は保健師勤務をしていたころ、母子健康相談でこんなママさんもいました。

『「ほめる育て方」とか「叱らない子育て」とか「ハッピー子育て」みたいな本もあふれているし、知識も情報もあるし、理想の子育てを頭ではわかっているけど、がんばればがんばるほど我慢してストレスになり、ついつい我が子に手をあげたくなってしまう。そんな自分が嫌になってしまう』というのです。

「不機嫌な母親にも妻にもなりたくない。いつも笑顔でいたいと思う。それはわかっている。イライラしないように、イライラしないようにって、家でも外でも演じているようで疲れます」という人もいました。

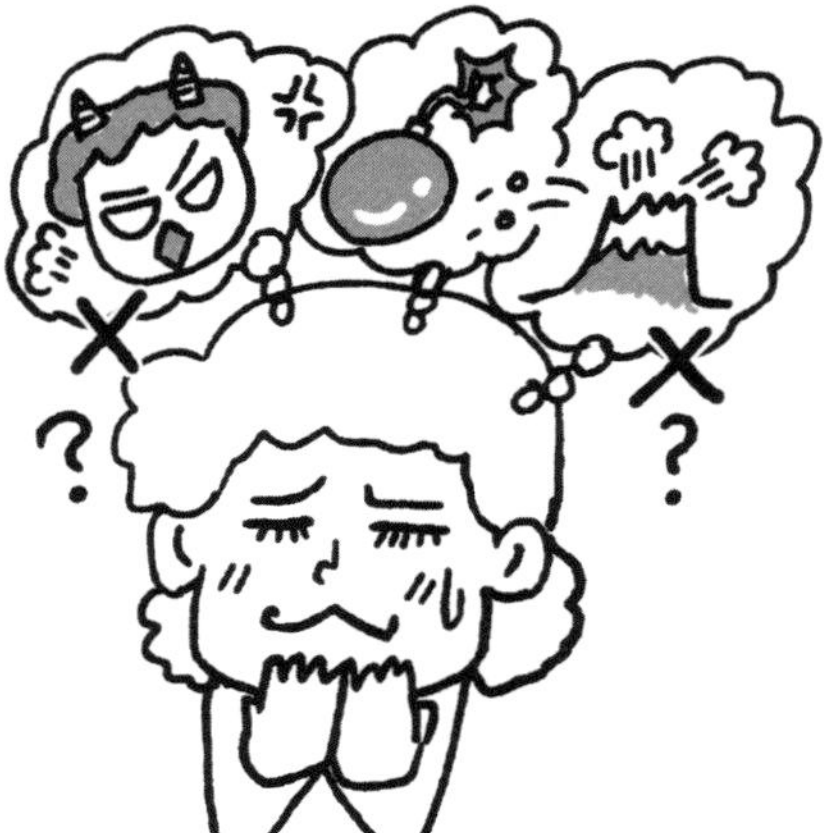

その気持ち、すごくわかります！

でもハッキリと言います。

「イライラしていいんです！」

脳裏に自然にわいてくる気持ちはとめられないのです。

脳裏にわいた感情を、表情や行動や仕草として表にあらわし、「外在化《がいざいか》（心身の状態を書き出したり話したりするなどしておもてに見えるようにあらわすこと）をするかどうか」

「実際に行動に即うつしたりするかどうか」

ということは別の問題です。

簡単に言うと「思う・感じる」と「行動」は別のことです。

したがって、まずはわいてくる気持ちをみとめて正しく気づくことが重要なのです。

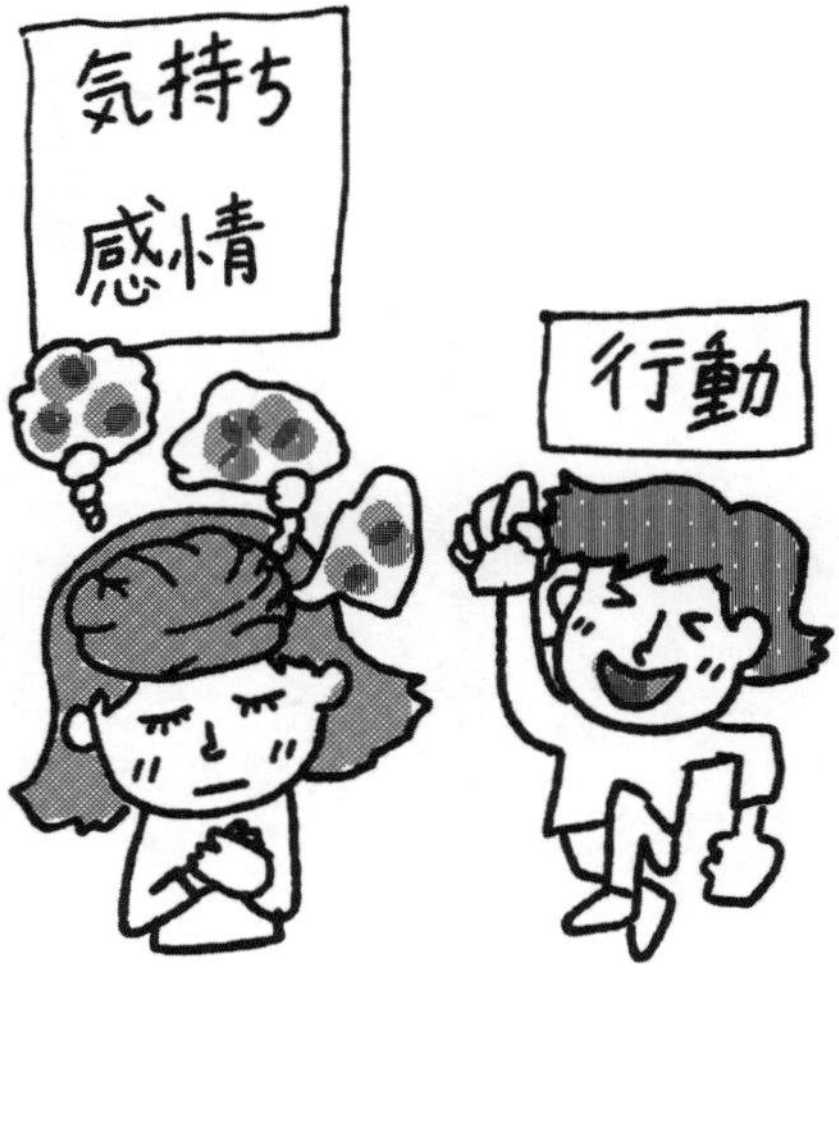

6 イライラを感じることはとても素晴らしい気づき

～心に思い浮かぶ感情、脳にわきあがる感情はとめられない～

「脳内に瞬間的にわき起こる感情を、わき起こるようにしない」ということは人間できないと前述しました。

感情というものは脳の中で作られます。

勝手にわき起こる感情——、たとえば「怒り」「悲しみ」「喜び」を他者が「感じるな」「思い浮かべたらダメだ」と言ったらとめられるかというと、そうではありませんね。

「イライラ」が浮かぶのは当たり前。

「不快に感じることも、不快に感じなかったことにする」なんてことは人間の脳は、できません。

心に思い浮かぶ感情、つまり、脳にわきあがる感情を、止められるひとはいません。自

関連項目→〔5〕〔7〕〔8〕〔19〕〔22〕〔28〕〔29〕

然に脳裏にわき上がる感情、例えば、瞬間的に
「ゲッ！嫌だな」とか、

「気持ち悪い！」「怖い！」「不気味！」「悲しい！」

「面白い！」「おかしい（笑）！」

…という感情はふと、意図せずわいてきます。

「わいてくること」を「わかないように」止められるものではありません。

重要なのは、その先で、

「イライラしたことに気づいたときどうするか」という対処方法を考えて実践して自分の戦略にしていくことなのです。

それには「イライラしている自分に気づく・受け入れる・認める」という作業がなくては、その先にすすめないのです。

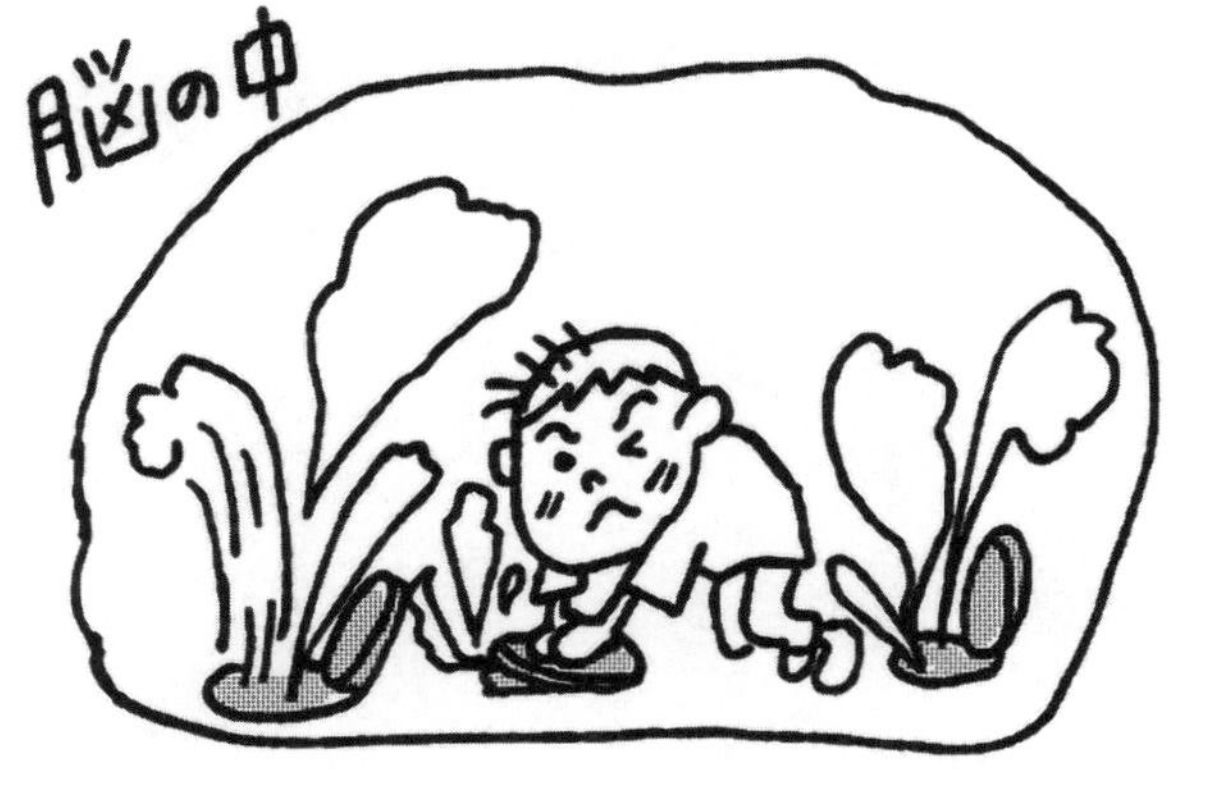

コラム

自分の気持ちは正直に吐き出していい！

たとえば、自分のことを話すと、筆者の何十年間の日記の中で、小学校中学年のときの記録には恐ろしい言葉が羅列しています。

「いじめ」にあい、私のノートには毎日のように「死ね」「死にたい」「Sなんか死ねばいい」と書かれています。

架空のデスノートまで作成してありました。

でも、実際、行動には移していません。

今見返すと、自分が怖いと思いますが、

「思うのは勝手なんだよ、自己嫌悪に陥らなくていいんだよ」

「自分の気持ちを毎日のように筆記開示※しているあなたはすごいんだよ」

と、小学校のときの自分に言って、抱きしめてあげたいです。

※筆記開示→思っていることを書きだすこと。ストレスと上手につきあう手法のひとつで、英語でExpressive writing（エクスプレッシブライティング）と言われる。

◆自分の『不安』をみとめた人は幸福感※を感じる割合がぐんと上がるという研究結果もあります。

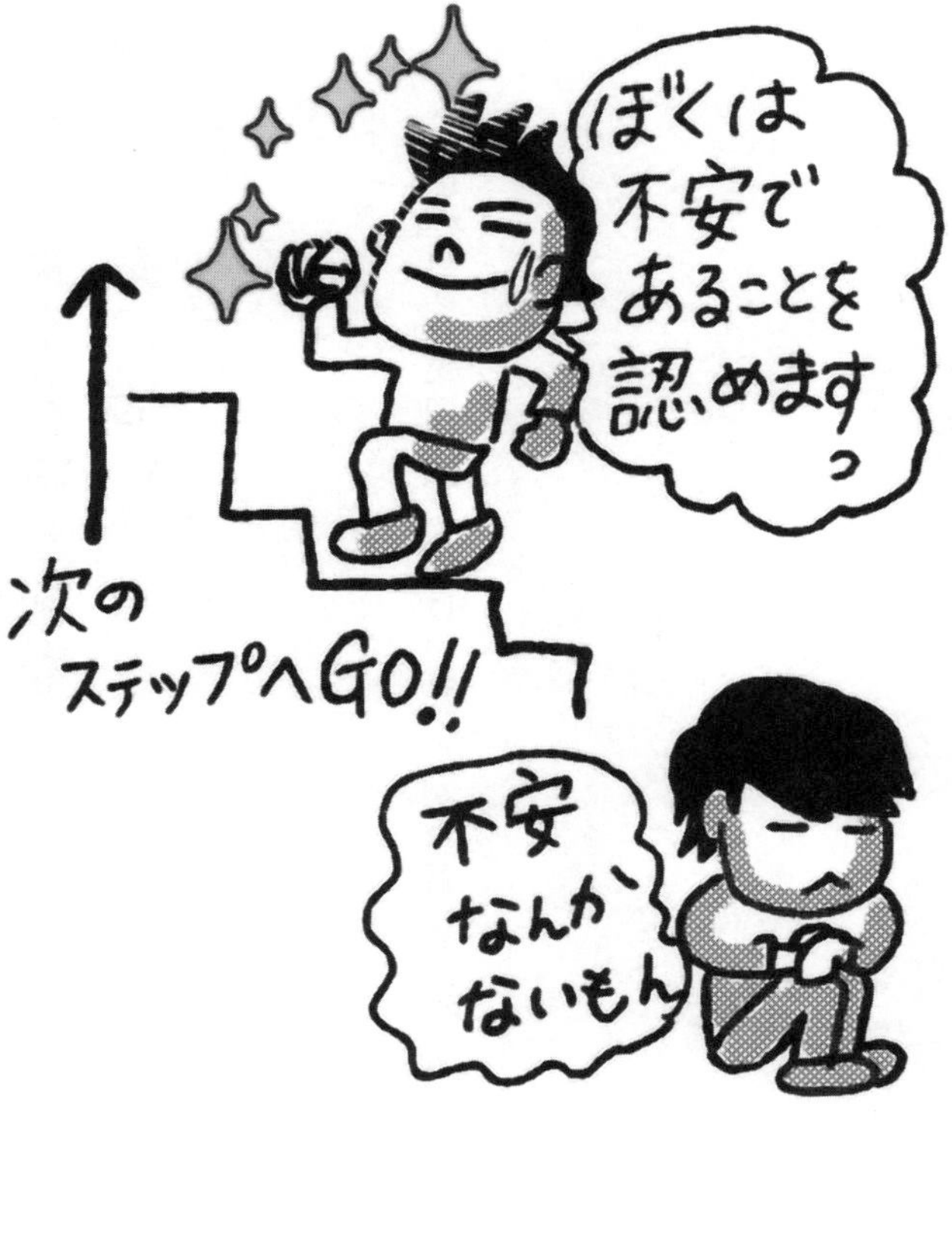
ぼくは
不安で
あることを
認めますっ
次の
ステップへGO!!
不安
なんか
ないもん

※幸福感→主観的な幸福の感じ方。「主観的幸福感尺度」や「人生満足感尺度」等のスケールで測ることが多い。

関連項目→〔71〕

7 あるがままの自分を受け入れて自分自身に思いやりをもとう
～セルフ・コンパッション～

いま「セルフ・コンパッション」という考え方がどの分野でも重要視されています。これは簡単に説明すると「**あるがままの自分を受けいれて自分自身に思いやりの気持ちをもつこと**」です。

まずは「自分自身に気づく」ということからスタートします。

「怒り」「悲しみ」など、どのような感情でも頭にわきあがるのは当然で、そんな自分の感情をまずは受け入れることができてこそ、その感情をコントロールできます。

例えば

とてもイライラしているのに、その「イライラしている自分をなかったことにして、イライラなんかしてないのだ」と思い込もうとすると、「自分を認めることができていない」ということになります。

関連項目→〔5〕〔6〕〔8〕〔19〕〔22〕〔28〕

このことは、イライラだけではなく、全てのことで重要です。

例えば、「自粛期間を利用して痩せよう！」と思い立ってダイエットを開始していたのに、途中でひとくちアンパンを食べてしまった。挫折してしまった、もうだめだ。終わった…と思った例があったとします。

このとき、「アンパンの甘い誘惑に負けてしまった自分」を認めて受け入れたならば、次の戦略をたてて、成功につながります。具体的に言うと、例えば、「自分はアンパンの甘い誘惑に負ける前提」で戦略を立てられるので「アンパンを家の中に置かない・買わない」という対策がとれるわけです。

「アンパンが見えると誘惑に負けて食べてしまう自分」を認めているからこそできる戦略です。

敗因を分析して、別の戦法を試せばよいだけなのです。

ところが、このとき、「誘惑に甘い、誘惑に負けた自分」を受け入れられないでいたら、「今度からは自分は絶対に誘惑に勝つ。負けないぞ。来週からはアンパンのみならず、加えてアイスも白飯も厳禁で行く」

というような輪をかけた足かせを自分に課して、結局また同じことを繰り返すことがよくあります。

「誘惑が心に浮かぶ」という自分を受け入れていないからです。

つまりイライラする感情がわくのも然《しか》りで、そんな自分を受け入れることが大切なのです。

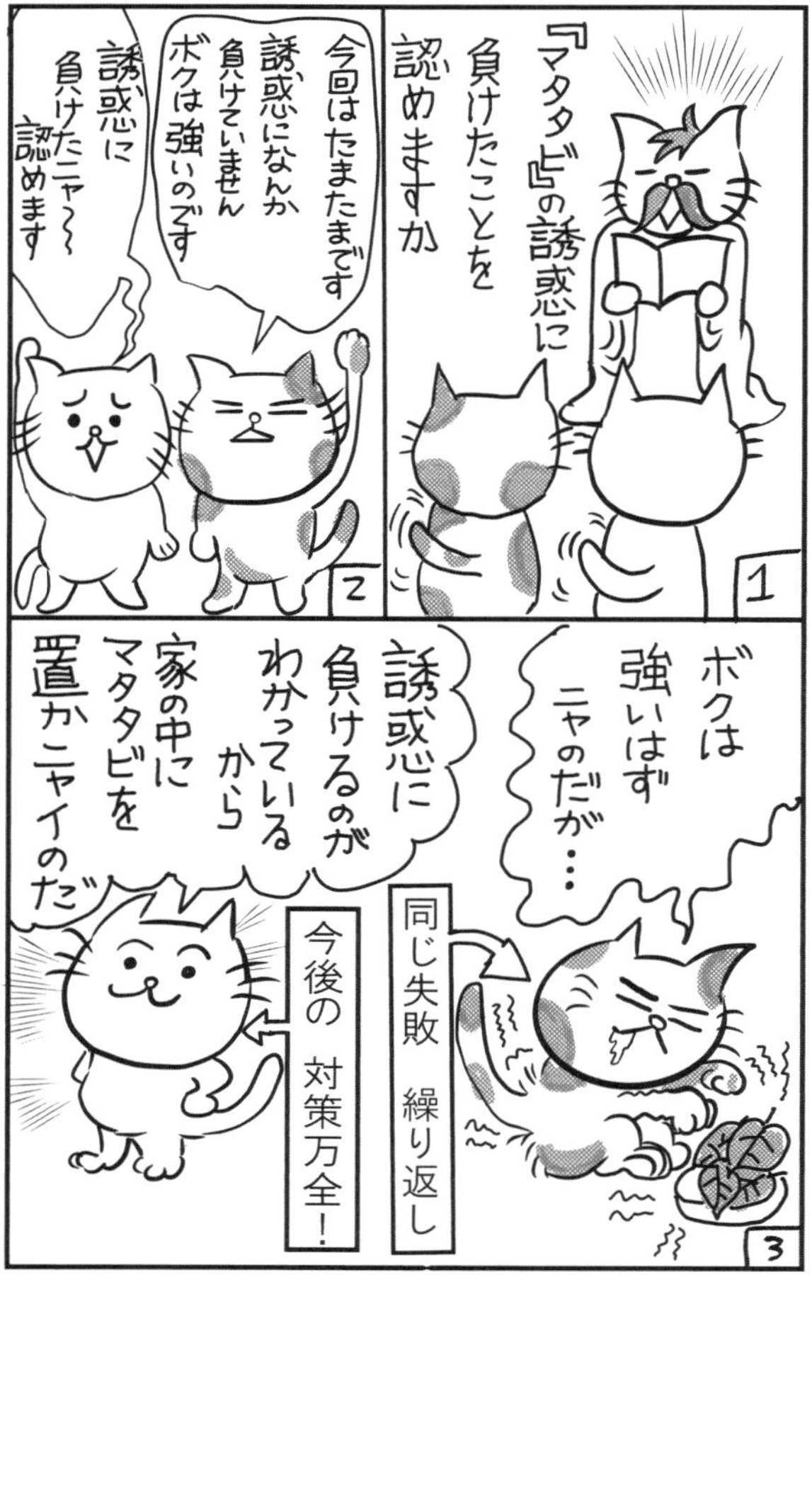

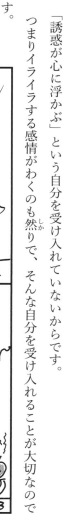

『マタタビ』の誘惑に負けたことを認めますか
今回はたまたまです 誘惑になんか負けていません ボクは強いのです
誘惑に負けたニャ〜〜 認めます
ボクは強いはずニャのだが…
誘惑に負けるのがわかっているから 家の中にマタタビを置かニャイのだ
同じ失敗 繰り返し
今後の 対策万全!

8 「自動思考※」の鉄板ゲーム

「イライラするな」
「イライラするなよ」
「絶対イライラするな」と自分に言い聞かせたり、
他人に
「イライラするな」と百回言われたら
逆に「イライラ」しませんか？
「イライラする」という自分の気持ちから自分の注意がそれていませんし、ますます「イライラ」気分に注目してしまいますよね。
ちょっと心理学の鉄板としてつかわれる「自動思考」の遊びをしてみましょう。
筆者：いまから言うことを絶対頭に思い浮かべないでください。
あなた：はい。わかりました。

※自動思考→状況に遭遇《そうぐう》したとき瞬間的にうかぶ思いやイメージ。
関連項目→〔6〕〔7〕〔19〕〔22〕〔28〕
関連ページ→ 179ページ

筆者：絶対思い浮かべないでくださいよ。
あなた：はい。わかりました。
筆者：「シマウマ」。

いま、あなたの脳内に勝手に「シマウマ」の映像が現れたかと思います。
「わかった」と答えたあなたでもいざ、友達から
「シマウマ」。
と言われた瞬間、あなたは頭にシマウマの映像が脳裏に浮かぶことをとめられなかった
と思います。
それと同じです。
勝手に沸いてくる「イライラ」する感情は止められません。
ですから
「イライラする自分」をまず認めましょう。

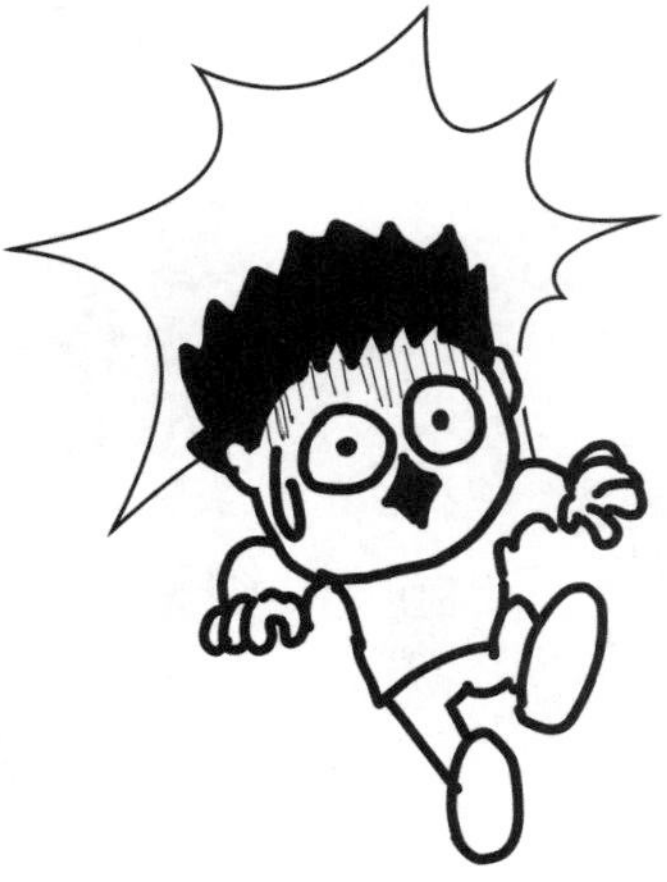

9 ネガティブ感情もポジティブ感情もおなじようにひとしく全部大事な気持ち

一時期、やみくもに『ポジティブであれ』という風潮が流行り、むりやり強制的に前向きに思えばよい——という極端な誤解が広まりました。

たとえば「気持ち悪い」と感じたのに「気持ち悪いと思わないで気持ちよかったというふうに前向きに思え」という意味であれば、それは間違いです。

そのようにすると、長期的にみた場合、その後も同じような気持ち悪いと思った出来事や状況に遭遇したときに、結局乗り越えられない割合が高くなるといわれています。

身近な例でわかりやすく具体的に説明しましょう。

例えば職場やグループで、あなたが立場の強い人から嫌な言葉で叱責されたとします。

そのときあなたは内心、

「相手を嫌いになって不快に思ったし、嫌に感じた」とします。

そこから先、

関連項目→〔14〕〔82〕

「でも、わたしは、人を憎んではいけないんだ。人を憎んでしまった自分が悪いんだ。不快に感じた自分が悪いんだ」と極端に考えてしまうと、ますますネガティブ感情の罠にはまりきってしまい抜け出せなくなります。

「不快に思った」
「嫌に感じた」
という、このことは思い浮かんだ感情ですから、しっかり気づけばそれでよいのです。

不快に思っていいんです！
「憎い」と感じても、「憎い」という気持ちになったということに気づいて、認める。まずはそれでOK。

ここで例えば不快に思わないようにしたり、嫌な気分になった自分を責めたり、憎しみを抱いた自分は性格がひねくれているんじゃないか、自分が悪いんじゃないかというふうに思ったりして、ぐるぐる考え続けてしまうことが、心の「無駄疲れ」を引き起こしてしまうわけです。

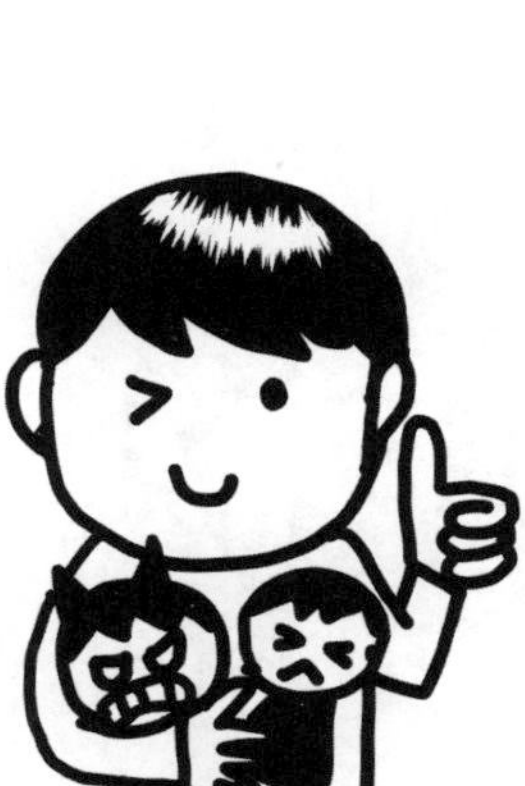

「憎む」というネガティブな感情を抱いた自分に対して「憎む感情がわきおこるのはい

けないこと」だと思いこもうとすればするほど、今度は自責の念に苛まれ、自罰的になってしまいます。すると、人は自分の人生に対する満足度も下がり、ますますネガティブな感情を増幅させたり、負の気持ちをひきづり続けたりするなどの悪影響が出るという研究結果が示されています。

また、試験や仕事の大きなイベントで「不安」や「緊張」を感じるのは当然。

それでOKなのです。

「自分の不安や緊張の気持ちに正しく気づく・ありのままに感じる」ことがまずはとても大切です。

——とはいえ、では、実際、どのようにすれば気づけるのか？

というあなたに

自分の気持ちにうまく気づく方法をいくつか紹介します。

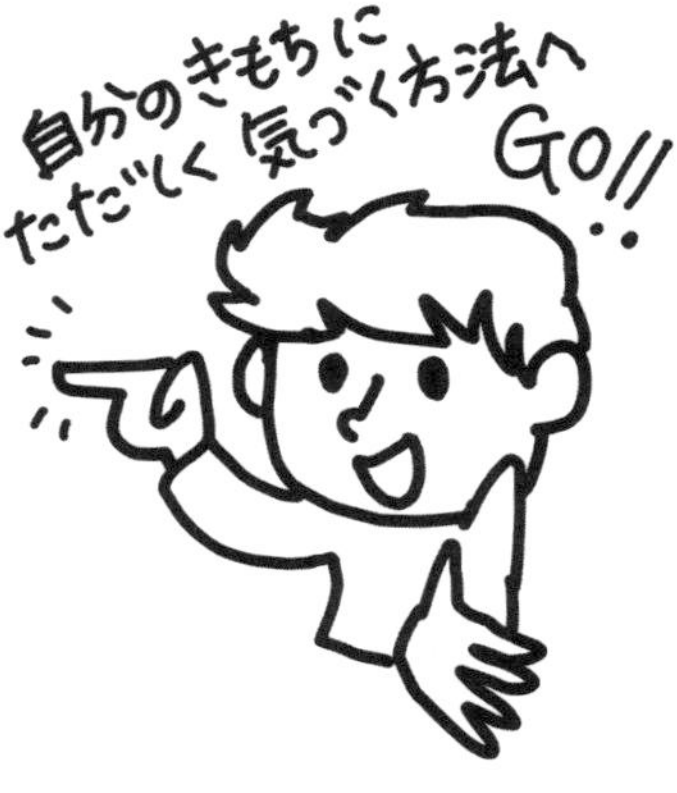

10 とにかく気持ちを書く！

些細なことでもよいのですが、自分の「気持ち」にちょっと変化を感じたら、思ったことを書いてみたり言葉に出したりして、アウトプットしてみましょう。

日常のちょっとした「気持ち」でよいのです。

最初はひとことでもよいでしょう。

できれば

「書く」ことをオススメします。

（理由は後述）

例をあげてみます。

・「道路ですれ違った人にぶつかって、すれ違いざまににらまれて嫌だった」

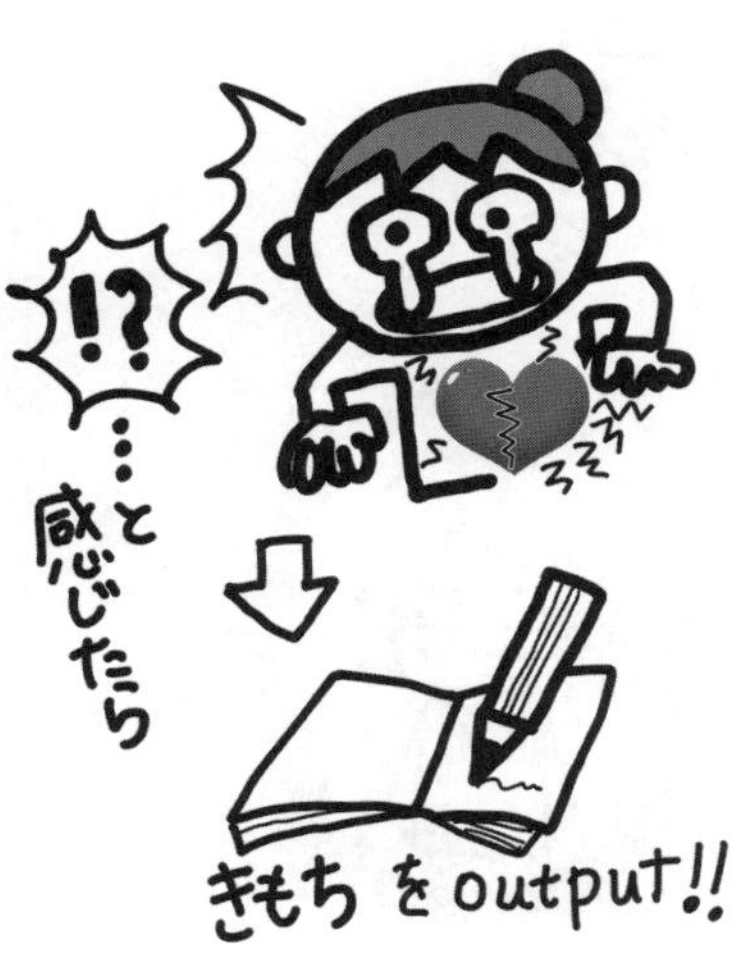

関連項目→〔11〕〔12〕〔13〕〔18〕〔25〕

・「子どもの参観日に行って、自分だけママ友がいなくてさびしかった」
・「仕事（学校）に行ってお昼休みに自分だけ話に入れなくて悲しかった」
・「（家庭で）赤ちゃんがギャン泣《な》きしているのに夫は知らんぷりしてスマホをいじっていてイライラした」
・「PCのトラブルがあって3時間も時間を無駄にした気分で落ち込んだ」
・「朝起きたら、雨が振ってきて蒸し暑くて行くのがめんどくさくなった」
・「SNSで、友達がリア充を見せつけてきて自分はなんて不幸なんだろうとねたましく思ってしまった」

こんなふうに日常のよくある些細な気持ちでOKです。

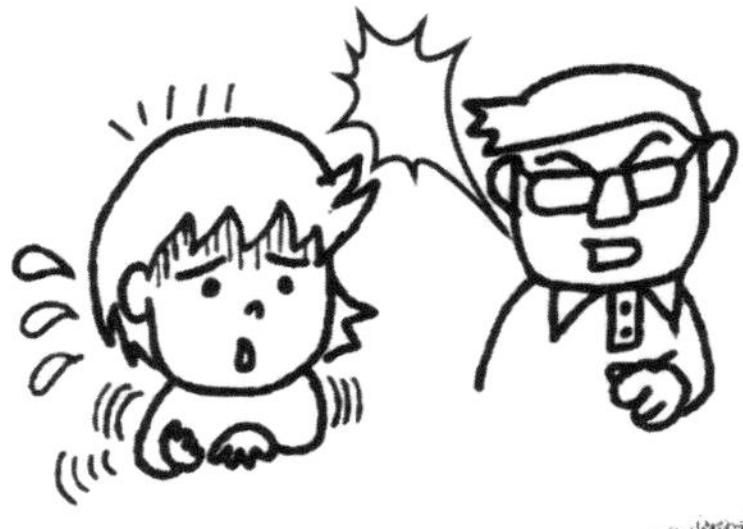

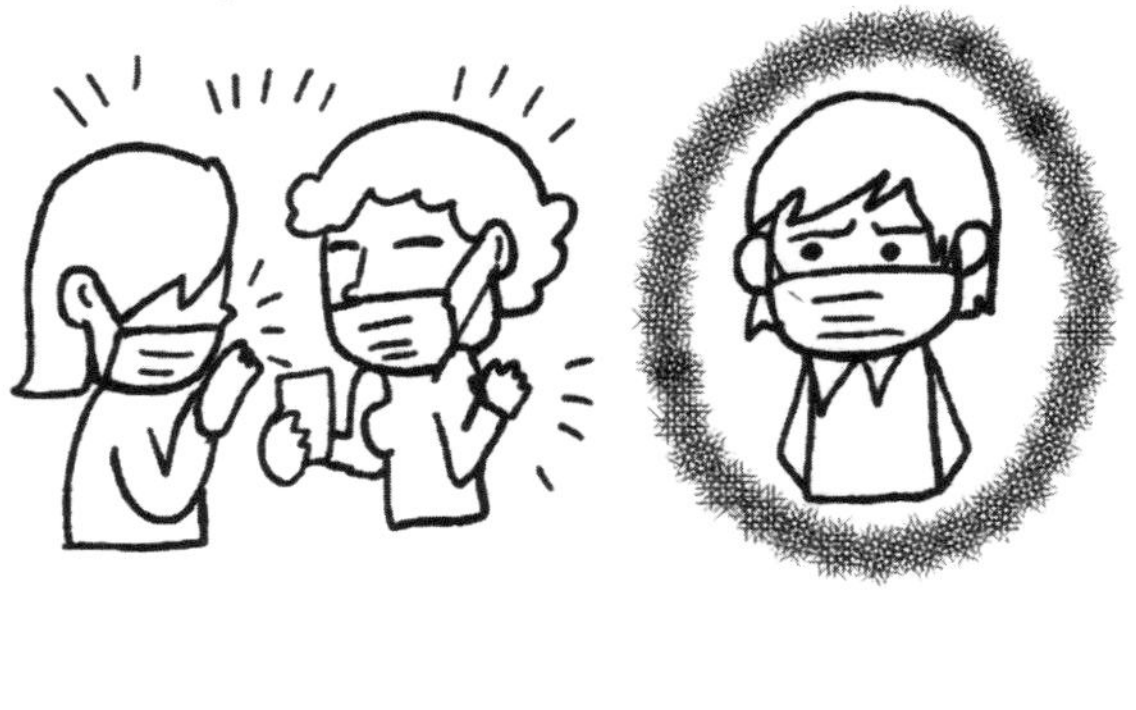

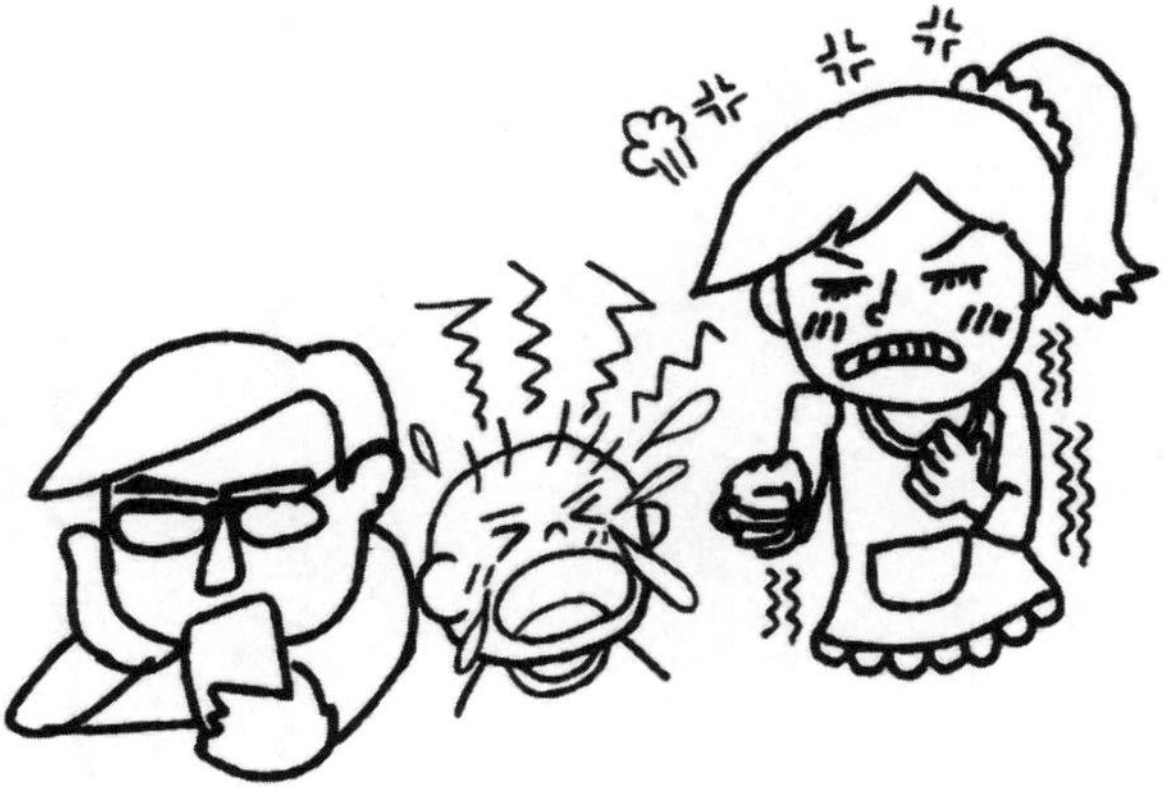

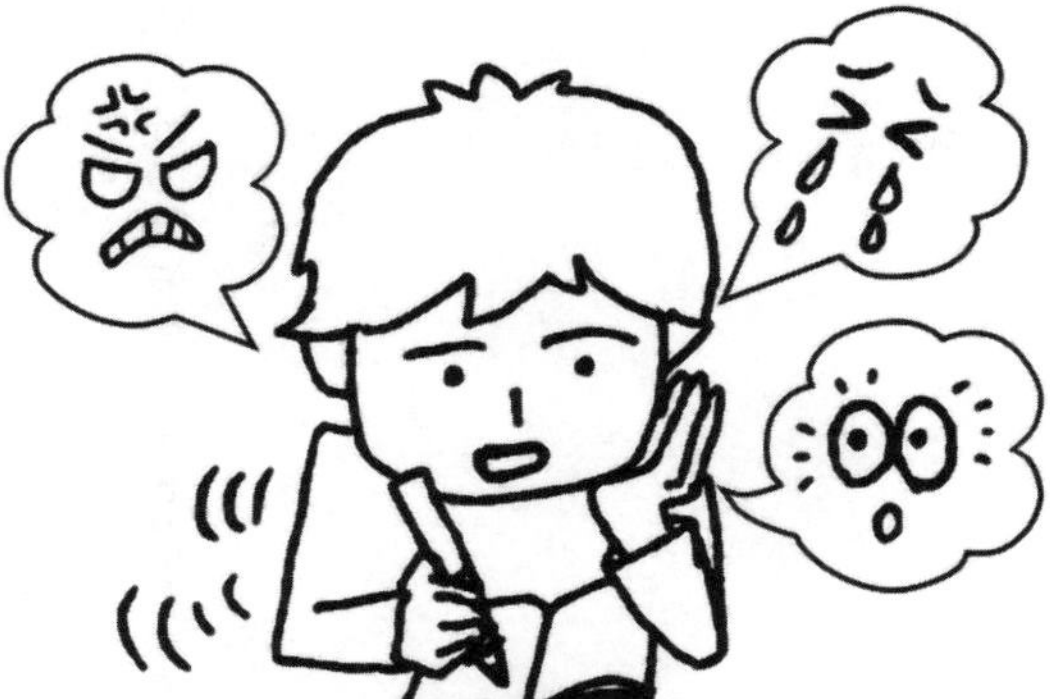

11

自分の感情を言葉で表現するときのボキャブラリーを増やそう

「自分の感情を表現する語彙が豊か」であると「自分の感情をコントロールでき」「ストレスに強く」「人生満足度が高く」なる

自分の脳内に沸いた感情を認めて、コントロールしたいときのテクニックのひとつとして「感情を具体的に細かくいろいろな言葉で表現する・言語化する」というエクササイズがあります。ご紹介する前に、このことに関する研究で明らかになっていることをあげてみます。

- 「感情を表現することが細かくできる人ほど、ストレスに強く、人生の満足度も高い」
- 自分の感情を言葉で表現するボキャブラリーが減ると自分の不安をコントロールできなくなる傾向が強くなる
- 「感情を細かく表現できる人ほど、アルコールのような刺激物に逃げなくなる」

関連項目→〔10〕〔12〕〔13〕〔25〕

などです。
あなたのまわりにこんな人がいませんか？

例　どんなときにも「ヤバい」「最低」という言葉のみで終わってしまう人
例　「いらつく」「ムカつく」「ウザイ」でなんでもすませてしまう人
例　嫌なことは全部「最悪」というふうにしかあらわせない人――など！

…このように、**自分の感情を表わす語彙が少ない人は、自分の感情コントロールがうまくできない人が多いということがわ**かっているというわけです。

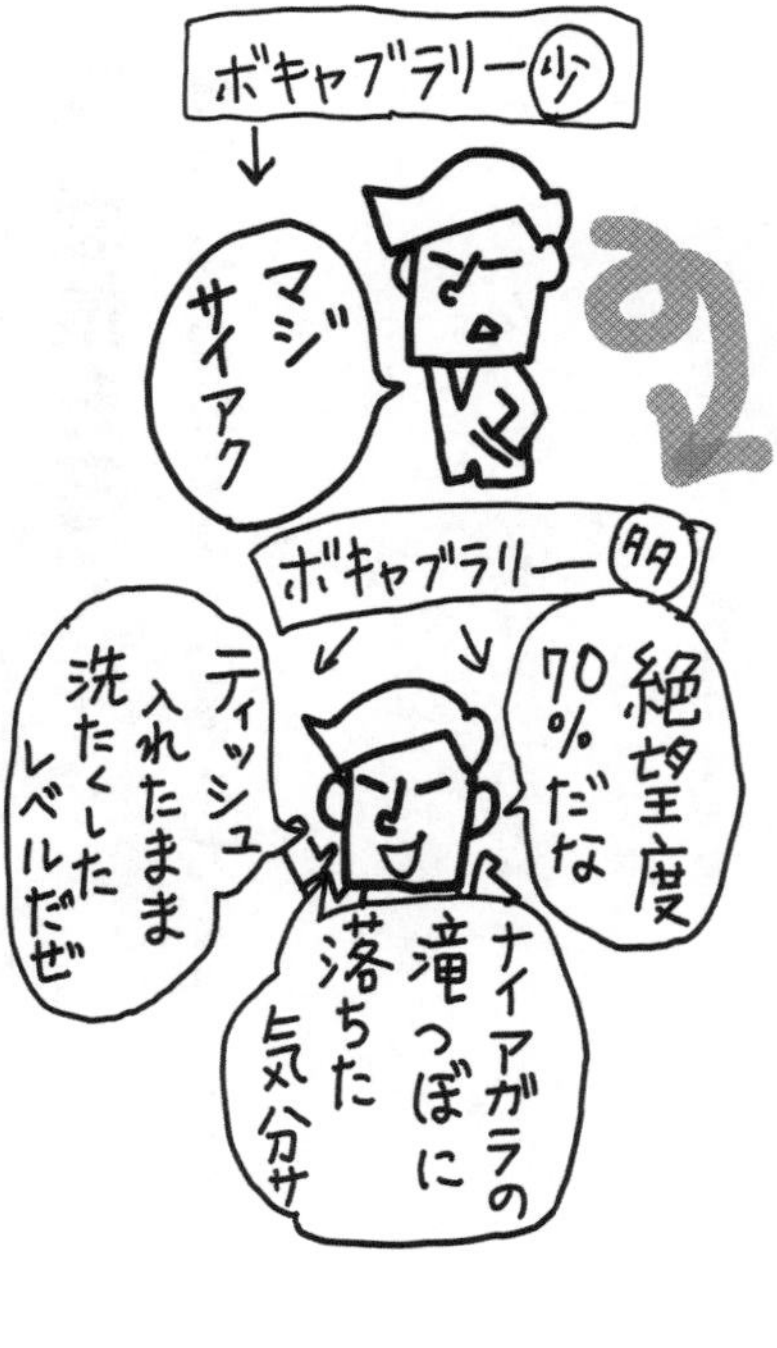
ボキャブラリー少
マジ サイアク
ボキャブラリー多
絶望度70%だな
ナイアガラの滝つぼに落ちた気分サ
ティッシュ入れたまま洗たくしたレベルだぜ

12

いろんな言葉で感情を書く
～ボキャブラリーを鍛えて自分コントロール力をUP《アップ》！～

実際にどんなふうにボキャブラリーを増やすか、という具体的なエクササイズをあげてみます。

何か日常の些細な出来事で「イライラした」と思ったときに、「イライラした」というひとことではなく、極めて具体的に細かく、どんなふうに「イライラしたか」紙に書き出して形にして表現してみましょう。

慣れるとこんなふうに書けます（記入例次ページ）。

関連項目→〔10〕〔11〕〔13〕〔18〕〔25〕

夕飯の準備をしていた時だった。
まだ生後9か月のピコちゃんが、
ぐずって泣いているのに夫がスマホに
むちゅうでイライラした。そのイライラは
・ふつふつと次から次へとわいてきた
・ボコッ、ボコッという重い音の
泡だった。泥の沼から出てくる
・ガチャガチャのカプセルくらいの大きさ。
・泡がわれるとくさいにおいがする
・火花を近づけたら爆発しそうだ

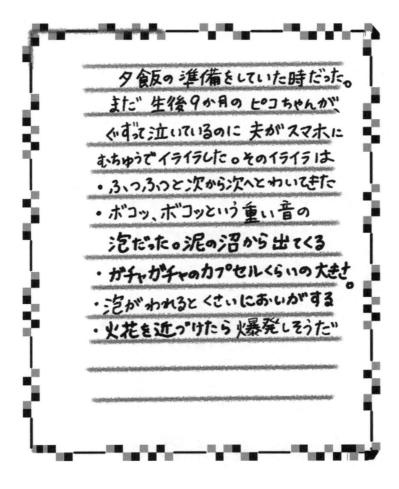

いかがでしょう!

「イライラした」

のひとことがこんなにいろいろな表現で書けました。

わたしは落書きするのがすきなので、その下に、想像した絵もかきます。

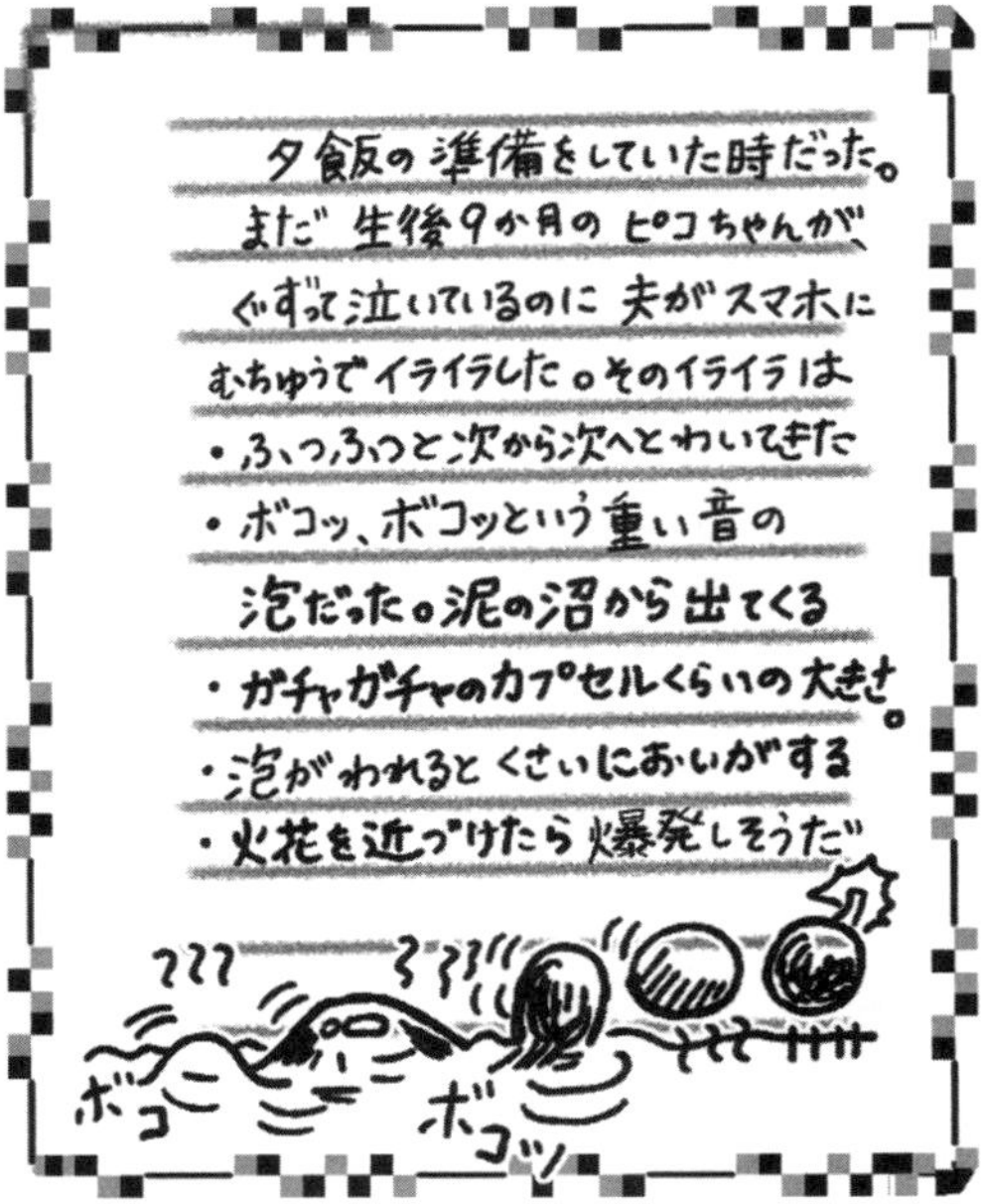
夕飯の準備をしていた時だった。
まだ生後9か月のピコちゃんが、
ぐずって泣いているのに夫がスマホに
むちゅうでイライラした。そのイライラは
・ふつふつと次から次へとわいてきた
・ボコッ、ボコッという重い音の
泡だった。泥の沼から出てくる
・ガチャガチャのカプセルくらいの大きさ。
・泡がわれるとくさいにおいがする
・火花を近づけたら爆発しそうだ
???
ボコ
ボコッ

いろんな言葉で感情をかいてみよう！

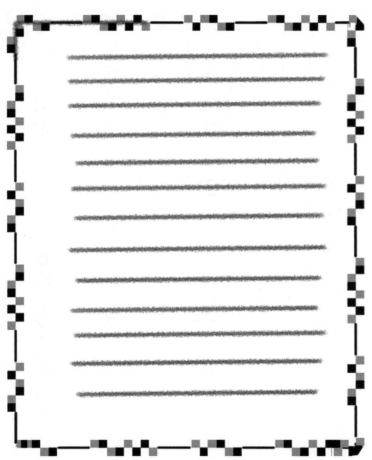

13
「書き出す」作業そのものに意味がある

〔12〕のように、書き出すことそのものが意味がある作業となります。
理由は
① 自分に気づき、気づいた感情が具体的に目に見える
② 客観的に自分の感情をみることができる
③ 自分の認知のプロセス（過程）がみえて、モニタリングしやすくなる
④ 書いた記録をあとから振り返りやすい・比べやすい
——などがあげられます。

「あのときこんなに、こんなふうに思っていたイライラだが、今思えばなんでこんなにイライラしていたのだろう」、とか、「このときの泡に比べたら、だいぶんイライラの泡の規模は縮小したな」と、比べやすくもなるわけです。

ぜひ気持ちの「見える化」、極細プロジェクトを発動してください！


関連項目→〔10〕〔11〕〔12〕〔18〕〔25〕

◆気持ちの「見える化」極細プロジェクトまとめ

① イライラしたな、と感じる

⬇

② ノートや手帳などに
その気持ちをいろいろな表現で書いてみる

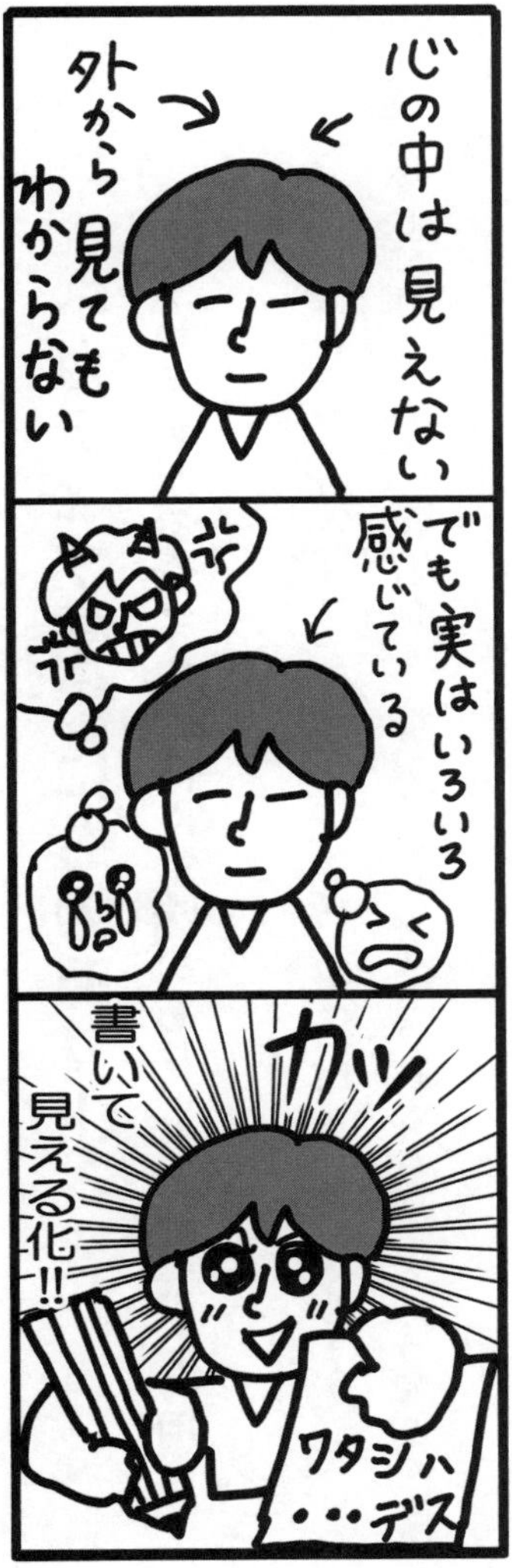
心の中は見えない
外から見てもわからない
でも実はいろいろ感じている
カッ!
書いて見える化!!
ワタシハ
・・・デス

14

ネガティブ感情にも力あり！

～わきあがる全ての感情に意味があり、どの感情も有用～

ここで「自分はいつもネガティブで嫌になる」という人に朗報をお伝えします。

前述で少し触れましたが、一昔前は、闇雲に「ポジティブになろう」という風潮がありましたね。

たとえば、無理矢理「デキル！デキル！」と言い聞かせるとか、「この障害にであったのは、神様からのギフトだと思って前向きにならねばいけない」とか「育児はＥＮＪＯＹしなくちゃダメ」

などです。

乗り越えた後から振り返れば、過去の難題や障害は「ギフト」だったかもしれないな…と思えるかもしれませんが、困難に直面してすぐに「ギフトだ」と初めから捉えて試練を楽しめる人など、そうそういません。

「もう嫌だ！」


関連項目→〔9〕〔17〕〔28〕〔82〕

「なんでわたしだけがこんな目に」「育児なんか、忍耐ばかりじゃないか！ 寝たいよ！ 休みたいよ！」……という思いが頭に浮かぶことは至極当然だと思います。

そのような気持ちやネガティブ感情を頭に浮かべるな！　……という論理は間違いです。いま現代の心理学一般の考え方は、「ポジティブ感情もネガティブ感情もひっくるめて、どんな心理状態があってもよく、**すべての感情に意味があり、すべての感情が有用だ**」というものです。

つまり、ネガティブな感情と一般的に言われる類《たぐ》いのもの、例えば「不安」「不快」「自信がない」「イライラ」「怒り」「悲しみ」「落ち込み」というような、並べて聞いただけでも暗くなるような「ネガティブ感情語」ですが、近年は、それらの感情がうまれるからこそ、自分や自分の大切な人を守ろうというモチベーションにつながったり、自分の不十分な部分を改善していこうと努力したり、他者に協力したり、他者の協力を得て変化を受け

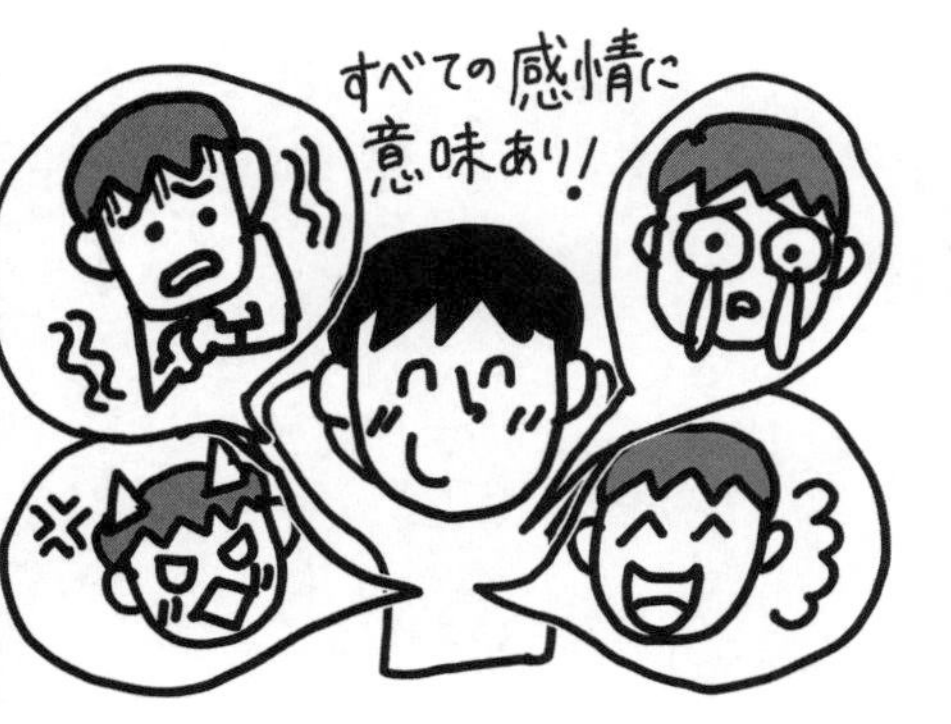

入れるようになったりできる——というように、一見ネガティブな感情も、ポジティブな感情と同じように意味があり、どちらも同じように大切な感情であるという解釈です。

つまり、いつでもどこでも「ポジティブ」でいる必要はないのです。

どの人にも小さな「ポジティブ」「ネガティブ」の気分（面）があり、両方とも同じように大事な心理であり、その場その場で人は、いろいろな気分を揺らぎながらいったりきたりして全体をつくっているのです。場面や状況によって気分を使いわけ、活《い》かしていけばよいのです。

具体例

例えば「罪悪感」。

ネガティブに思える感情ですが、この感情ひとつをとっても、この「罪悪感」という気持ちがわいたことを認め、むきなおしたとき、それは、あなた自身の中で「自分の道徳基準を外れているかもしれないから『行動』や『基準その物』を修正すべきではないか？」という内なるサインが芽生えた証拠なのです。このように、自分にわいた感情を気づいて、受けとめ、活かすことが大事です。

関連ページ→ 62ページ

よく
「あの人はポジティブな人だよね」だとか、
「あの人は悲観的だ」というふうに、
ひとことで他人をまとめて表現しちゃう人がいますが、
これは間違いで、どの人にもポジティブな感情・ネガティブな感情、それらも更に細かく「嬉しい・楽しい・楽観的」「怒り・悲しみ・悲観的・不快感」といういろいろな感情を併せ持っており、「ポジティブ」「ネガティブ」というひとことですむ人間はいません。
ときと場面によって、いろいろな感情を使いこなし、コントロールして、それらの感情をうまく操る術をみにつけることで、あなたは自分の人生を豊かにしていけるのです。

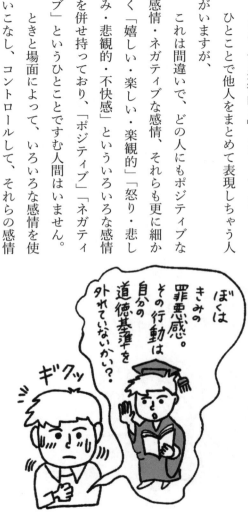

15

「弱み」と「強み」は表裏一体

本書では根拠のある『弱み』は『強み』になるという早見表のススメを〈82〉につけました。これらは研究や調査等で明らかになっていることをあつめた表です。

人は「根拠がある説明をされると納得して行動にうつしやすくなる」といいます。根拠がある――つまり、あるていど調査され、研究で結果が出たものについて、人は行動しやすくなることを利用し、一覧表《いちらんひょう》にしました。適当であやふやなネガポジ表より、俄然元気が出ると思います。

筆者も、そもそも「生まれはネガティブ、自己

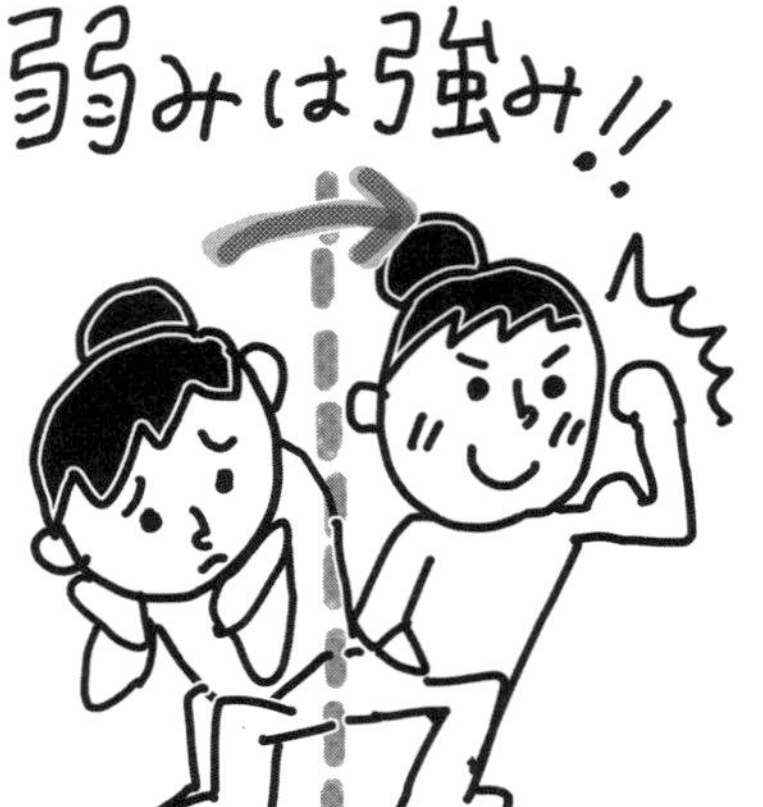

関連項目→〔82〕

嫌悪が服を着たような子ども」だったため（今でももちろん落ち込むことは多いですが）
――、表を作成するために、根拠文献を調べるだけで、なんだか自分に自信がでてきました。
「悲観的でうつ傾向のある人は逆に、こんなことが得意だと証明されているんだ！」
――と発見できたわけです。

ぜひ、早見表だけでも立ち読みして勇気をもって欲しいと思います。

それと、早見表を作った理由のもうひとつとしては
気持ちが「しんどい」ときは、長い根拠文章をみるのも疲れると思い、その疲れる作業の部分を読者のかわりに筆者がおこないました。

したがって、ちょっと「自信喪失」したときや「悲しみ」「罪悪感」「憤《いきどお》り」を感じたら、応急手当レベルですが、〈82〉の表をごらんください。

そして、読者のみなさんがココロに「ダークサイド」が現れた機会を前進する力に変えられるよう願っています！

どんな気持ちがわいてもいい。
どの感情も大事な自分。

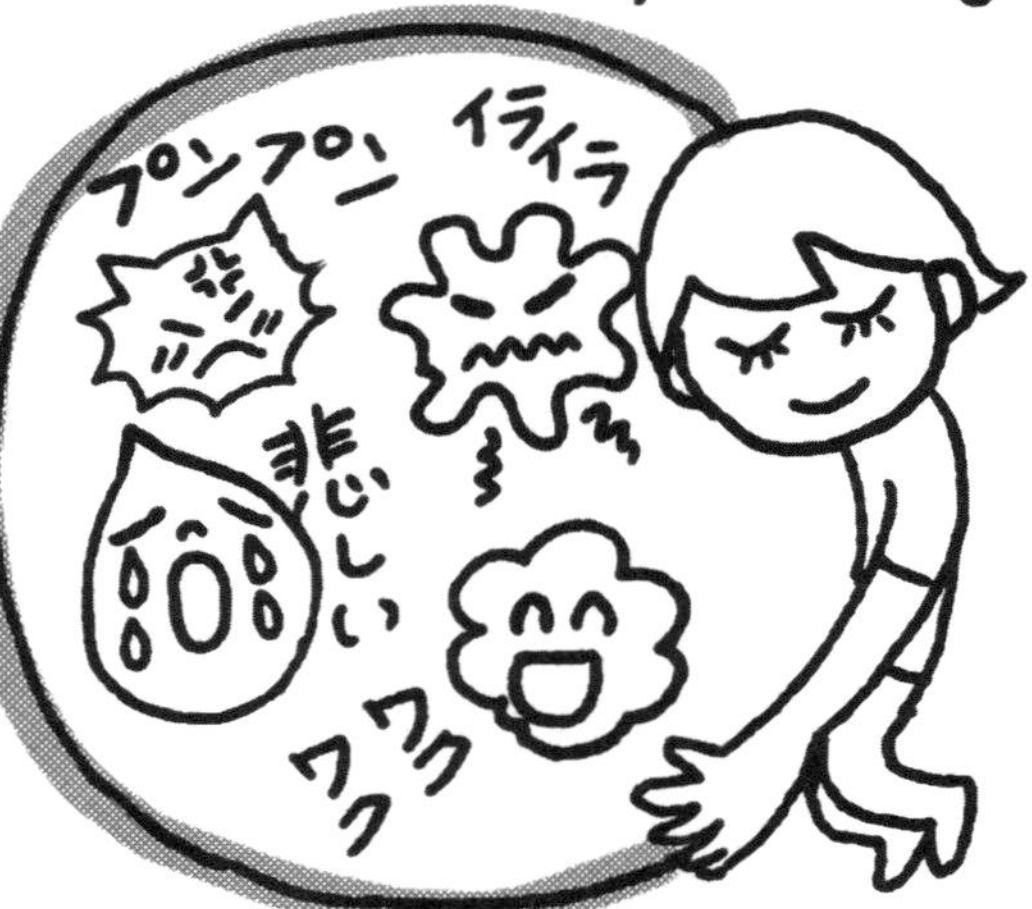

ネガティブ感情に悩んだら
強み発見変換表（P277）へGO!!

16 自分の感情を操る

前述したように、ポジティブもネガティブも含めて全ての感情によいところがあります。要は、そのときどきに現れるさまざまな感情たちを、自分でコントロールできるようになれば無敵なのです。

――とはいえ、ネガティブな感情があらわれたときのコントロール術を修得するのは難しいのではないかと思う人もいるでしょう。

筆者も、「激怒」の気分がわきあがったときは、H●NTER×HUNTERという漫画に出てくるキャラを想像し、「怒りの念」を操るイメージをします。人によっては「ジョジ●の奇妙な冒険」や「ワ●ピース」の特殊能力を思い浮かべる人もいるかもしれません。

ネガティブな感情でも、それを自分で自在に操る術を身につければ、無敵の可能性が開花するわけです。

関連項目→〔19〕〔20〕〔21〕〔29〕〔82〕

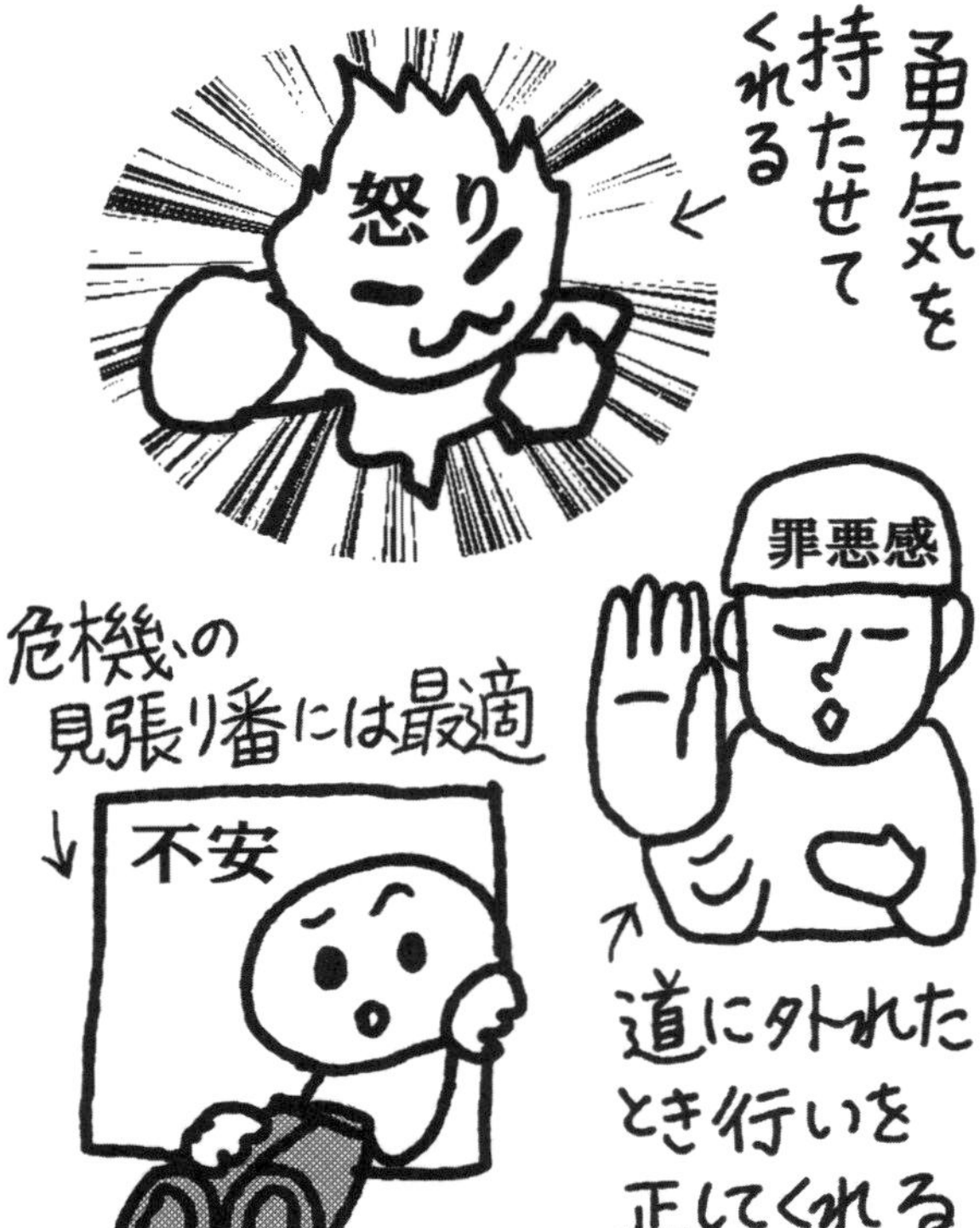
勇気を持たせてくれる
怒り
罪悪感
危機の見張り番には最適
不安
道に外れたとき行いを正してくれる

関連項目→〔28〕〔29〕
関連ページ→ 56ページ

17 気分が凹《へこ》んだとき
～落ち込みやすい人の3つの特徴～

日常の些細なことで凹《へこ》むことは誰でも経験したことがあるでしょう。

とくに、自己肯定感が低い場合は凹むことが多いかと思います。

落ち込み感情「凹《へこ》みちゃん」にとりつかれて、過剰にグルグル、とめどなく悪い方向に考え込んでしまう人もいるでしょう。

ひとつの出来事から、どんどん自分を追い詰めて落ち込んでいく人の思考回路には3つの特徴があります。

◆落ち込みやすい人の思考回路3つの特徴

① 全部自分が悪いと思ってしまう

② ひとつのミスが、今後これからの全てに悪影響をおよぼし、全部ダメになると考えてしまう

関連項目→〔14〕〔18〕
関連ページ→ 70ページ

③　この落ち込みが今後もずっと続くと考えてしまう

例えば次の例を考えてみてください。

◆パート社員凹《へこ》みちゃんの場合◆

凹《へこ》みちゃんは、今日職場で起こった出来事について、帰宅してからもグルグルとずっと考え続けて凹んでいます。

実は些細な伝言ミスがきっかけで、皆の前で上司から注意されてしまったのです。

凹みちゃんは家に帰ってからも、悲しくなり激しく落ち込みました。そのことばかりが頭の中をグルグルかけめぐってますます気分が暗くなっていきます。

凹みちゃんの思考回路は3つの特徴に当てはまっていました。

「この最悪の出来事は全て自分のせいだ」（①全部自分が悪いと思ってしまっている）

「このミスのせいで、今後ずっと自分には責任のある仕事をまかせてもらえなくなる。全ての信用を失ってしまった」（②←これから先全部ダメになると考えてしまっている）

落ち込みやすい人の思考回路 〜3つの特徴〜

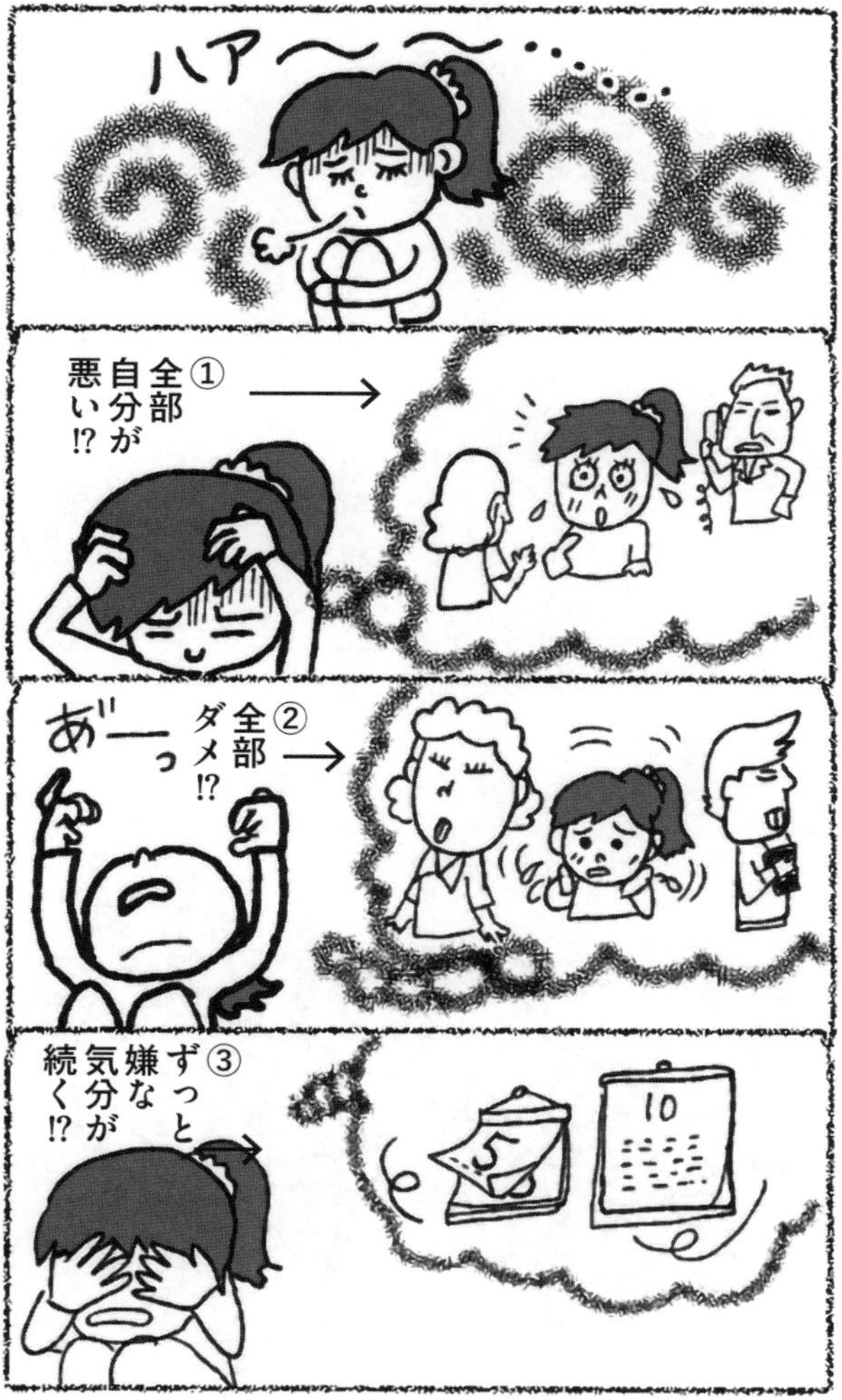
ハア〜〜〜……
①全部自分が悪い!?
あ゛ーーっ
②全部ダメ!?
③ずっと嫌な気分が続く!?
10

関連項目→〔27〕
関連ページ→ 79ページ

「この落ち込みはとまらない。ずっと落ち込んでしまう。きっとこの先何年もひきずってしまうに違いない…（③←いまの気分が果てなく続くように考えてしまっている）

――いかがでしょう。

このように、落ち込みやすい人は、最初に感じた嫌な気分にとどまらず、そのあと、自分自身で勝手に「落ち込み気分」を増幅させていってしまうのです。

最初の落ち込んだ気分を「正しく気づいて」「自分でコントロール」していれば、そのあとの勝手な想像による悪影響の感情はとめられます。

最初の「落ち込み」で自身の心にグサリと矢が刺さったとしたら、「そのあとの勝手な想像による悪影響」というのは、自分自身で自分の心に二の矢、三の矢を心に刺しているようなものなのです。

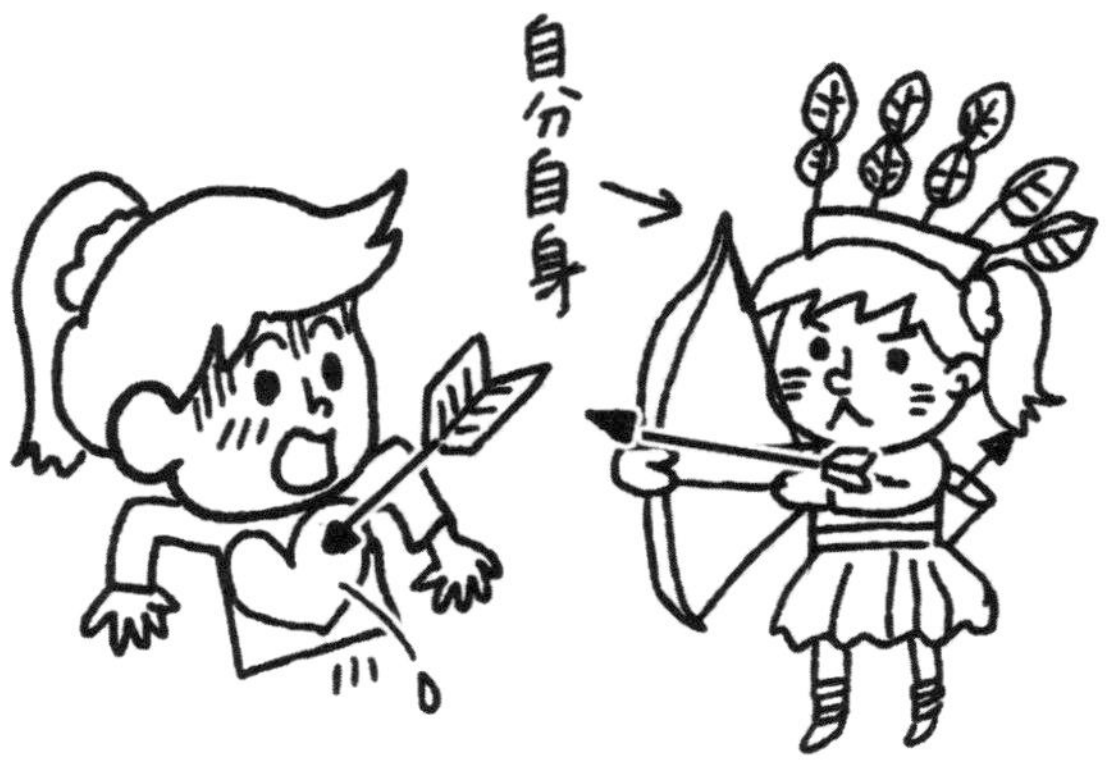

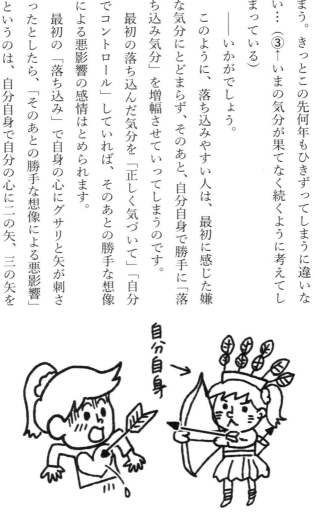

関連ページ→ 69〜71ページ

18

筆記開示しよう
〜自分の心に「二の矢、三の矢」を放たないために〜

前述凹みちゃんのように、自分の心に二の矢、三の矢を刺して負のループに陥らないようにする方法のひとつとして、積極的に「筆記開示する」ことをオススメします。

一日の終わりや、ちょっとしたスキマ時間の10分以内でかまいません。

例を参照に、上に「わいたネガティブな感情」を書き、下の3つのらんに

①「別な視点」（ほんとうにそうか？）

②「肯定的な目線」（有能な弁護人だったらどう自分を弁護するか？）

③「これが他人だったらどう自分はアドバイスの声をかけるか」

ということを書き出してください。

このように「書き出す作業」そのものが、自分に気づき、自分の感情を操る練習になりますが、時間が経ってから記録を見返すことで、

関連項目→〔10〕〔12〕〔13〕〔17〕

嫌なできごとを記入してみよう！

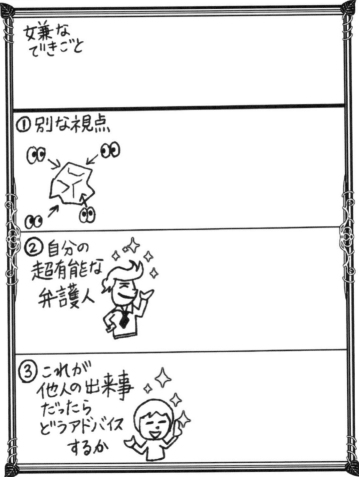

嫌なできごと

①別な視点

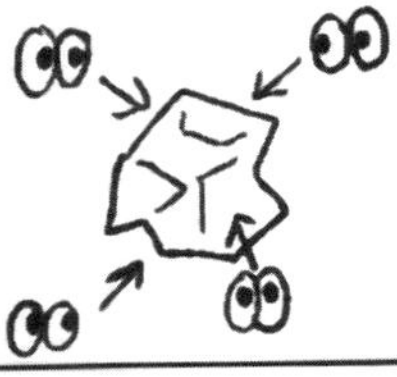

②自分の超有能な弁護人

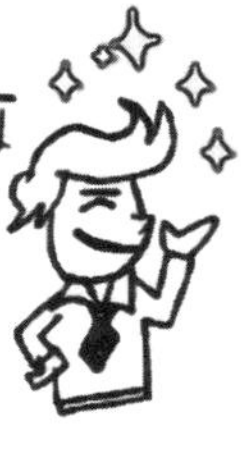

③これが他人の出来事だったらどうアドバイスするか

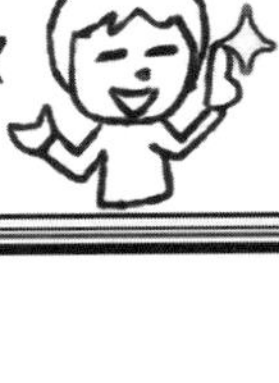

関連項目→〔30〕〔31〕〔77〕
関連ページ→ 248ページ

「あれほど落ち込んでいた気分は、時間が経つと風化する」ということを実感できます。そして脳内で「別の視点で物事をみる」練習にもなります。

「いや、ちょっと待てよ。それは、自分の努力ではどうしようもないことで起こった事実ではないか？」

「自分というより、△□さんもミスをしたのではないか」

「違うみかたをすることもできるな」

――というふうに普段から多角的・客観的な視点でものごとをとらえられるようになるのです（記入例次ページ）。

凹みちゃんの場合の記入例

嫌なできごと	△口さんから伝言を頼まれ部長にメモを残しておいた。それなのに伝わらずリーダーからみんなの前で注意された
①別な視点 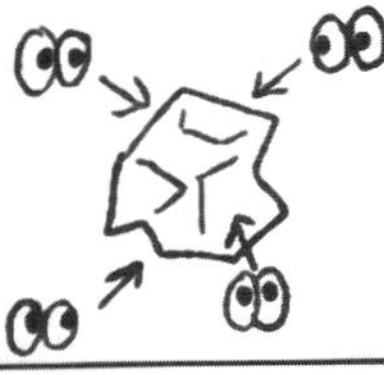	部長がメモを見ていれば問題はなかった。部長からリーダーに正しく情報が伝わっていない
②自分の超有能な弁護人 	重要な伝言であれば△口さんが最後にチェックすべき。あなたは頼まれたことはきちんと果たした
③これが他人の出来事だったらどうアドバイスするか 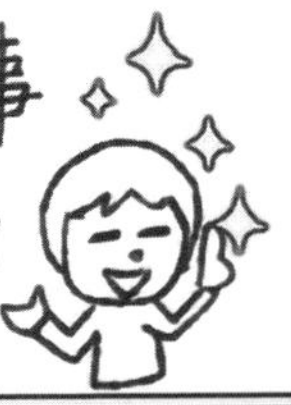	なにも「みんなの前で」注意することないのにね。

関連項目→〔17〕

19

「怒りの爆弾」がやってきた場合
〜ネガティブな感情のうち、とりわけやっかいな「怒り」の感情〜

「怒り」の感情が、とりわけ「やっかい」だというのは理由があります。

——というのは、「怒り」は、日常の中で頻繁《ひんぱん》にわきあがる感情であり、一度わきあがってコントロールが効かなくなると、状況がどんどん悪化するからです。

頭の中で怒りを感じたことに気づくということはOKです。例えば「殴りたいほど怒りがわく」ことはあっても、だからといって、その感情をそのままストレートに行動にうつして相手を殴ったり、蹴ったりしてしまったら暴力や犯罪となってしまいます。

ですから、怒りがわいたと気づいたら、その感情を自分でコントロールすることが重要です。

それにはまず、「怒り」がどのような状態か、ちょこちょこチェックしてみましょう。

実際に点数や言葉にあらわして**「見える化」することが大切**です。

関連項目→〔16〕〔20〕〔21〕〔22〕〔28〕〔29〕〔62〕〔82〕

20

怒りの「自《ジ》分《ブン》爆《バク》弾《ダン》」をつくろう

自分なりの「怒りの物差し」・「はかり」を想像して作りだせる人は自分で編み出してもよいのですが、すぐに思いつかない人は次の「自分流怒りの爆弾表」を活用してみてください。

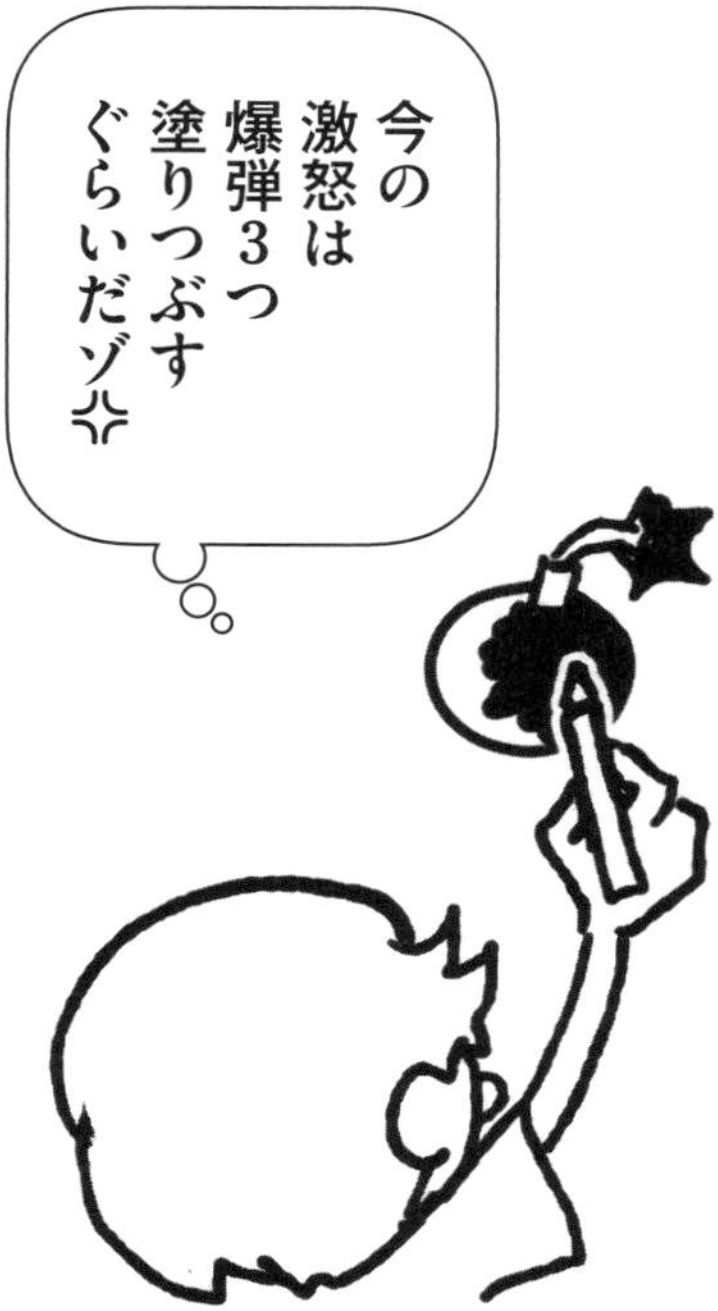
今の激怒は爆弾3つ塗りつぶすぐらいだゾ

関連項目→〔16〕〔19〕〔21〕〔29〕〔62〕〔82〕

怒りがわいたとき何個？　どれくらい？

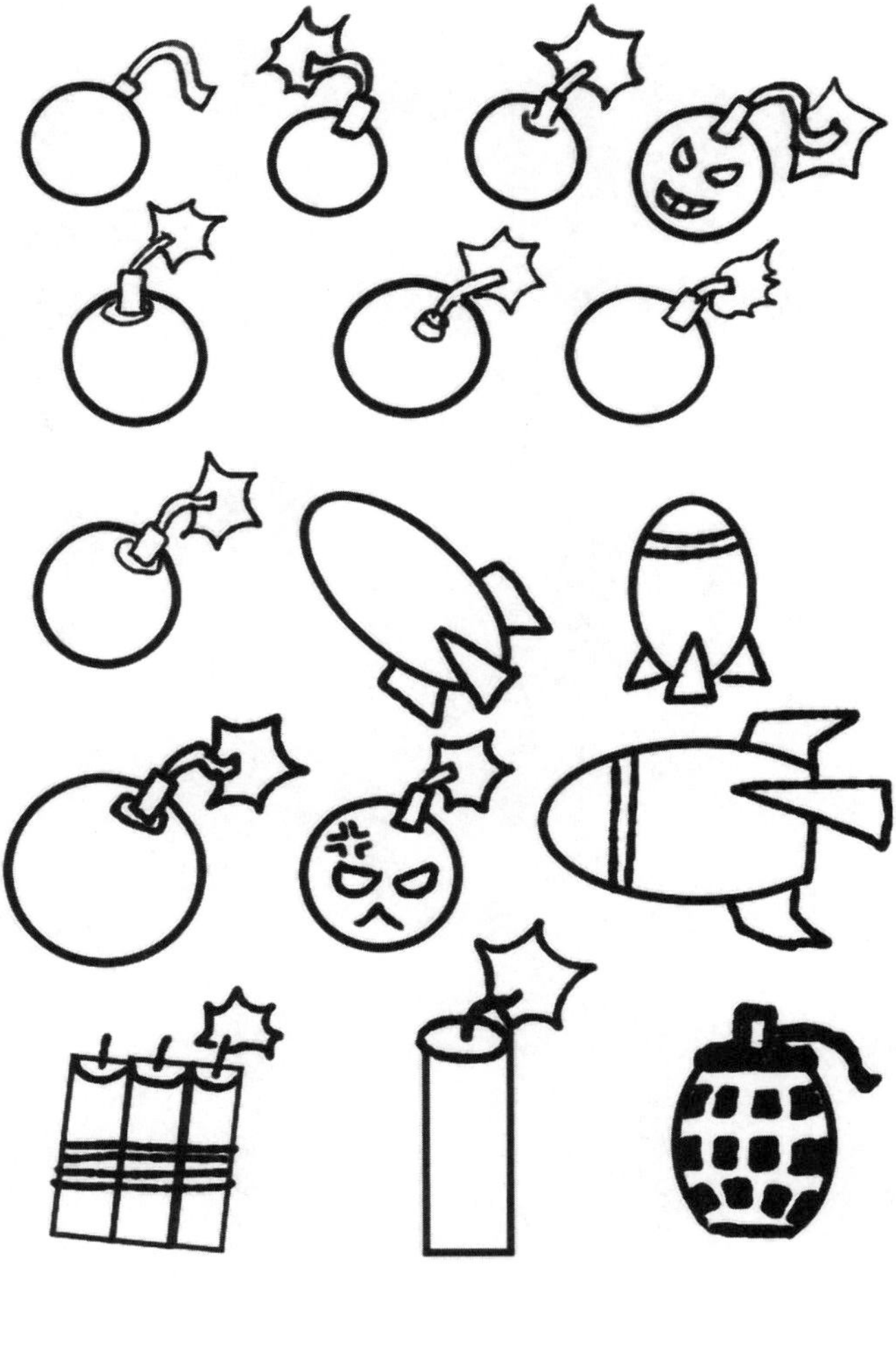

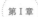

21

怒りの自分爆弾を消火！

〈20〉で怒りの爆弾で、自分の怒りの感情を「見える化」しました。では次にその「火消し方法」をイメージしてください。

たとえば「激怒レベル」になったとき、６つ数えて深呼吸し、チリチリと導火線についている火花をお水で消火していく様子をイメージします。

さきほど72ページで書いた「爆弾」をひとつずつ消していき、発火している爆弾の数が減り、くすぶり程度の煙になったとき火花が消えるイメージです。そして実際に75ページで記入した爆弾を水色のペンで囲んだり、青色で塗りつぶしたりしていくなどして封じ込めるように書いていきます。自分の怒りを爆発させない方法や、怒りの感情がわいたときのつきあいかたの練習になります。

関連項目→〔16〕〔19〕〔20〕〔29〕〔82〕

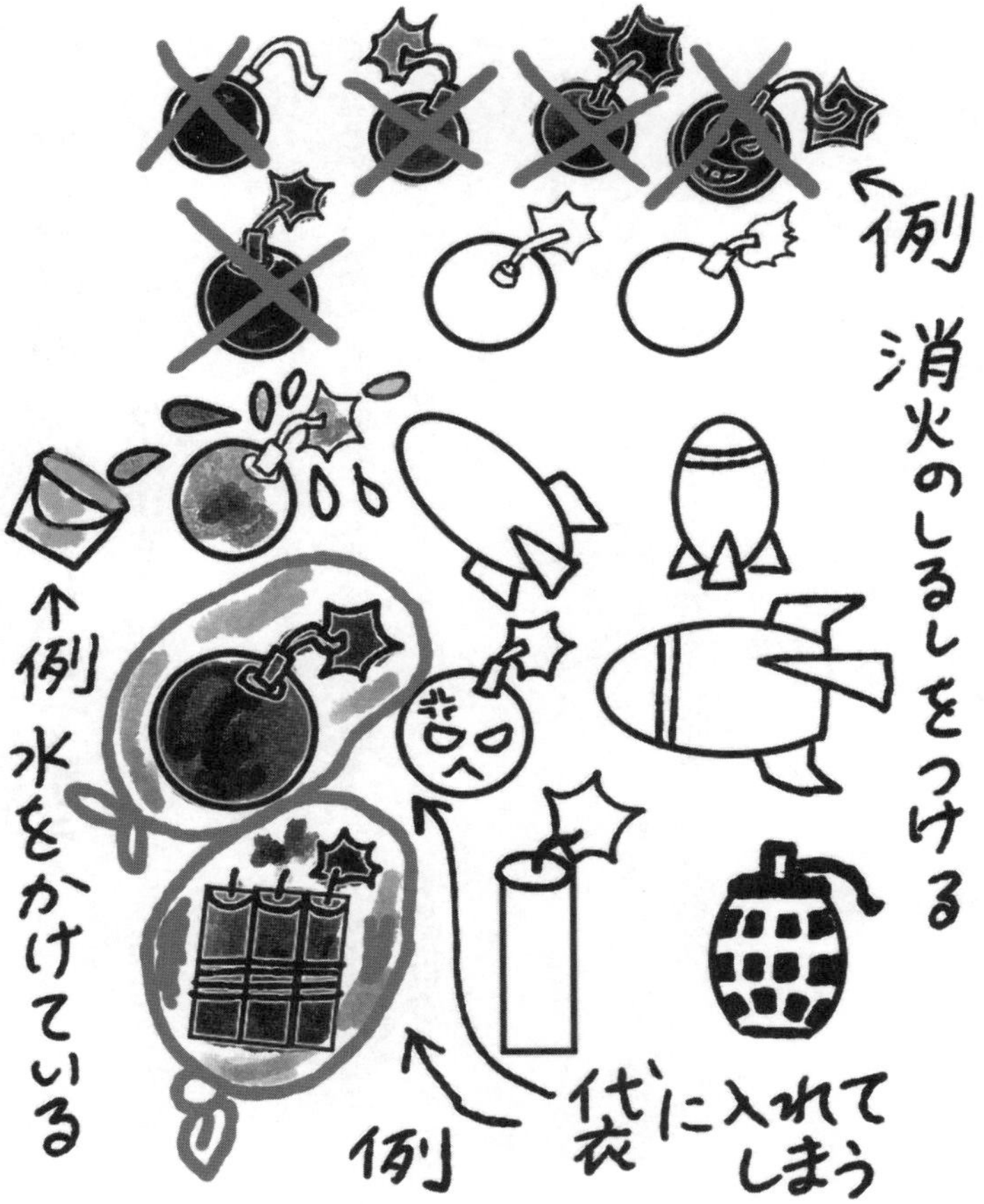
←例 消火のしるしをつける
↑例 水をかけている
例 袋に入れてしまう

22

悲しみのものさしをつかう
～心の痛みから回復する超簡単にして超強力な方法～

この方法は、超簡単にして超強力な方法です。

ある調査研究によると、「誰が聞いても悲惨で悲劇的な出来事を経験したような人」でも、この方法で乗り越えられ、「回復の力がアップした」という調査報告があります。この方法を筆者が実践・アレンジしました。

では、ご紹介します。

日常で、悲しくて心が痛むような状況に出会ったとき、次のことを考えてみてください。

あなたが、生まれてから今の今までで、過去、一番悲しく、悲劇的に思え、心痛耐えなかった出来事をがんばってひとつ、思い出してみるのです。

人によっていろいろだと思います。

例えば――

例　飼っていたペットの死

関連項目→〔24〕〔28〕

例　大好きだったお婆ちゃんが他界
例　学校の時にいじめにあった経験
――などです。
他人が聞いたら些細に思えるようなことでもかまいません。あなた自身にとって自分自身が100パーセント最大に悲しかった最悪の過去の出来事を思い出してみてください。
そして80ページのフキダシにその出来事について見本例をみて記入してみましょう。
筆者の例ですと、最愛なる母の事故死であるかもしれません。

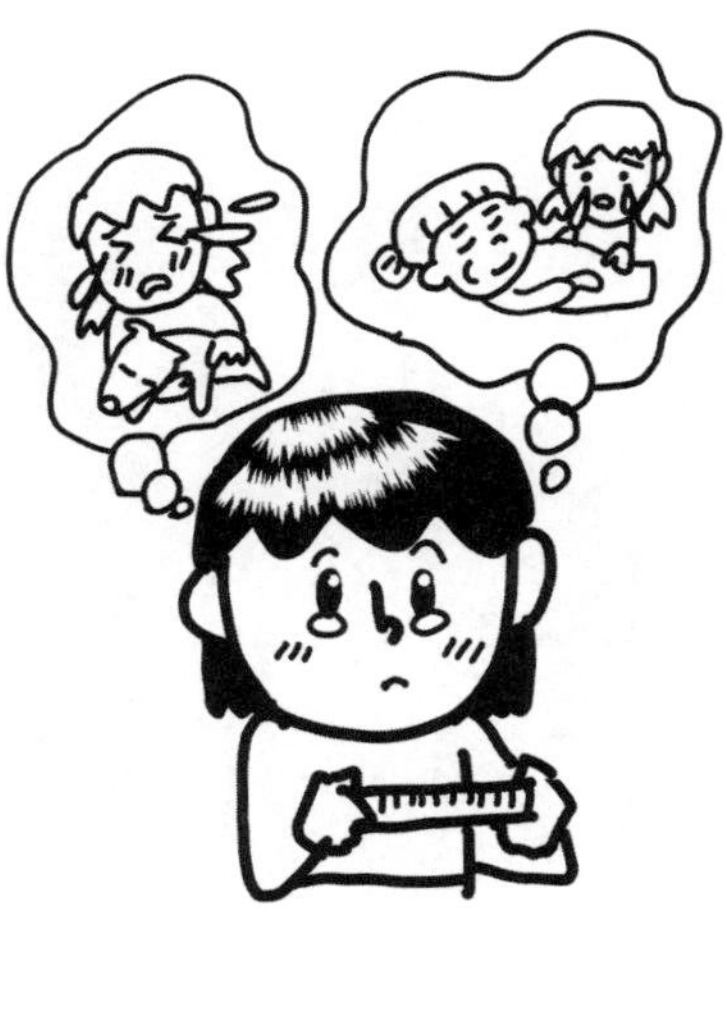

それではみなさんそれぞれの過去一番の自分最大の心の痛み（あるいは悲しみ）をメモリのついたものさしの一番左に記入したかと思います。それを「メモリ100」としたら、今日、いまあなたが「悲しい」「心《こころ》、痛《いた》っ」と思っている目の前の状況は、どれくらいのメモリでしょうか。

実際にものさしに、かいてみてください。

50くらいですか？

それとも89くらいでしょうか。

そして自分に問いかけてみてください。

いま、自分が「最悪の状況」だと思いこんでいる目の前の今日のできごとは、100を越えていたであろうか？と。

実は、これがその超強力な方法なのです。

つまり、「うわあ、最悪だ！」と思ったときに、心の中で『いやいや、ちょっと待てよ。本当に最悪なのか？人生にはもっと最悪のことがあったんじゃないか？いつのまにか風化したり、乗り越えてきたよな。とすると、自分で思うほど目の前にある状況は最悪じゃないのでは？』

というふうに、「今よりもっと悪い状況はどんな状況か？」と自分に問う――という斬新かつheavy《ヘビー》な技なのです。

この考え方をみにつけると、逆境力（乗り越える力）がぐんとあがり、回復力を高められるといわれています。

自分の過去に「悲劇的な出来事ものさし」に書き込むほどの「超最悪な100点満点悲劇」が思い浮かばない人は、身近な人の悲惨な心痛極まる出来事を100にして、今、自分の悲しみはそれに比べてどれくらいかと書き込んでみてもOKです。

ある研究によると、『落ち込みやすい人』『逆境に陥ったまま抜け出せない人』『うつ傾向になりやすい人』は、逆に、この考え方ができない人が多いという結果が出ています。

まずは、悲劇のものさしで、目の前の悲しいできごとをメモリに落とし、客観的に「見える化」してみましょう。

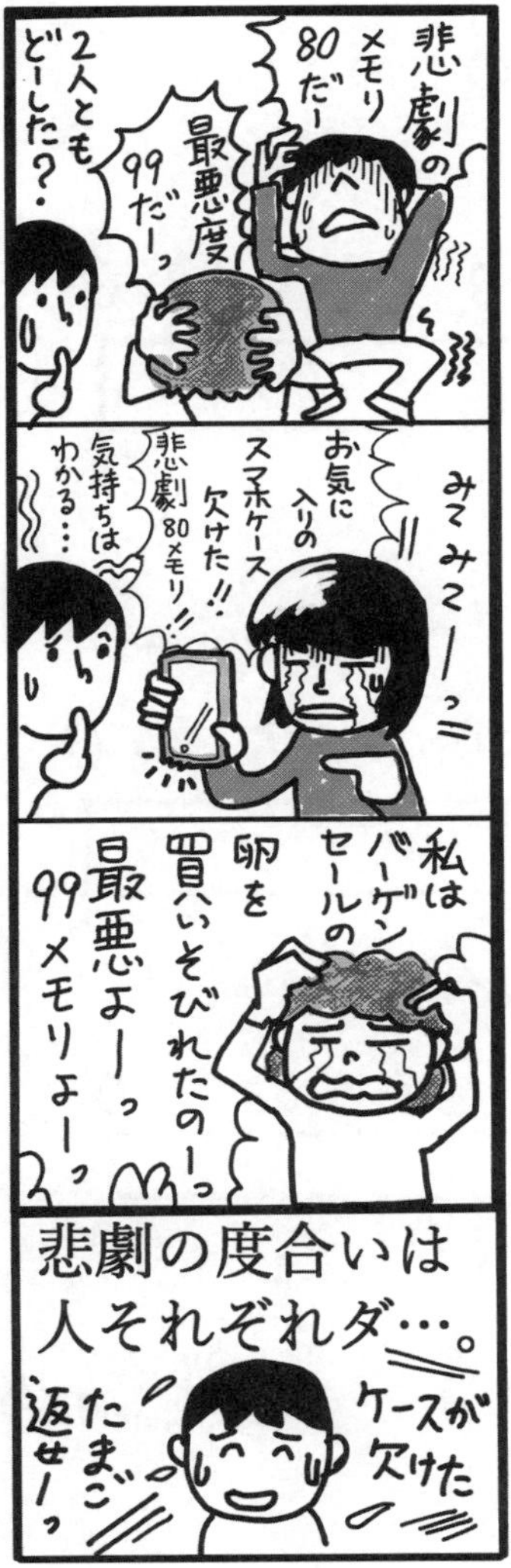
悲劇のメモリ80だー
最悪度99だーっ
2人ともどーした？・
みてみてーっ
お気に入りのスマホケース欠けた!!
悲劇80メモリ!!
気持ちはわかる…
私はバーゲンセールの卵を買いそびれたのーっ
最悪よーっ
99メモリよーっ
悲劇の度合いは人それぞれダ…。
ケースが欠けた
たまご返せーっ

関連ページ→ 65ページ

悲しみのものさし

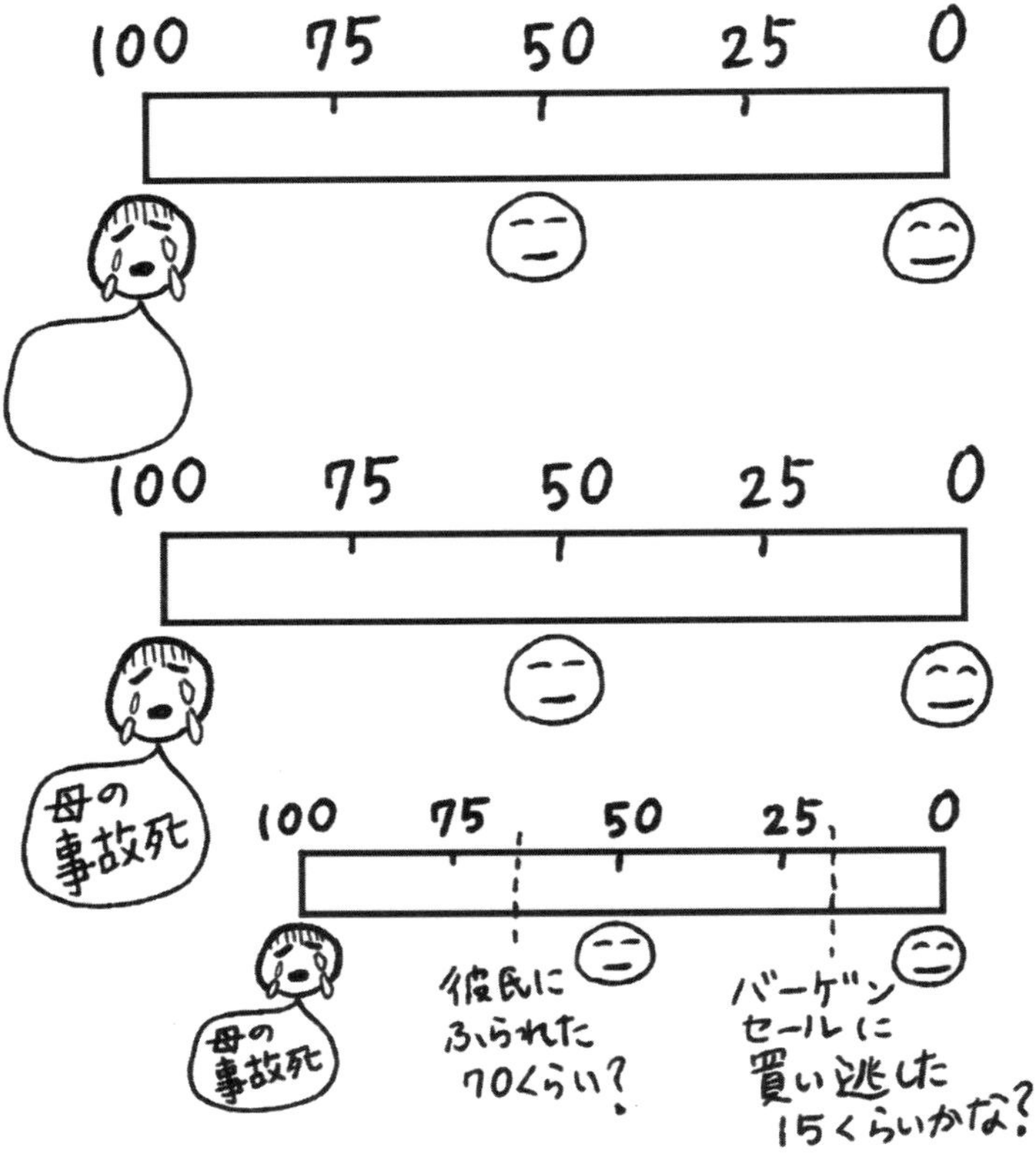

関連ページ→ 85、88ページ

23

あなたは回復の物語の主人公
〜物語の筋書きを変える〜

悲劇の罠から逃れられない人の「脳」は、勝手に未来の悪い状況を妄想していってしまう傾向があり、自分が物語の主人公であるとしたら、勝手に悪い物語《ストーリー》の主人公を想像してしまっています。

ですから、この脳内の物語《ストーリー》を「回復の物語《ストーリー》」に変えるというテクニックを使いましょう。つまり、悲劇的な物語の主人公ではなく、**「乗り越えた回復の物語」の主人公**になるように脳内の筋書きを変えるのです。

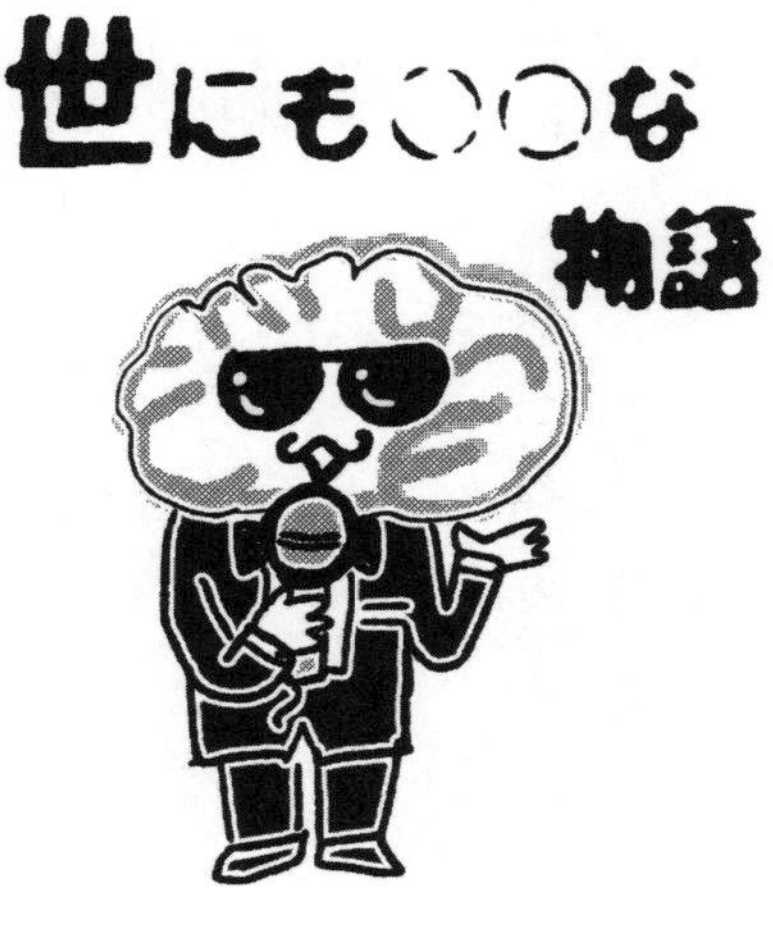

関連項目→〔23〕〔27〕〔71〕〔72〕〔79〕
関連ページ→ 90ページ

そこで、過去に自分が実際に乗り越えた体験を思い出してみましょう。些細な成功体験でもＯＫ。

成功したこと・乗り越えられたことを集めてみてください。

あなたは、気づくでしょう。

その出来事のとき、あなたは確かに「乗り越えた物語の主人公」になっていました。

このストーリーを「あなたの人生物語」にしてください。

あなたは悲劇の人生物語の主人公ではなく、

「乗り越えられた人生物語」の主人公であり、物語の筋書きは変えられるのです。

では、どうしても過去に「乗り越えられた」「成功した」できごとがおもいうかばないときはどうしたらよいでしょう。

そのようなときは

「他人が乗り越えた実話を見聞きしても同様の効果が得られる」ことが実はわかっています。

つまり、自分が乗り越えたという過去の成功体験が少ない人は、他人の「乗り越えた体験」を見聞きすることでも、悲惨な出来事があっても乗り越えられるのだという希望を感じることができ、自分の脳内物語を「回復の物語」に筋書きを変えられる同様の効果があると実証されているのです。

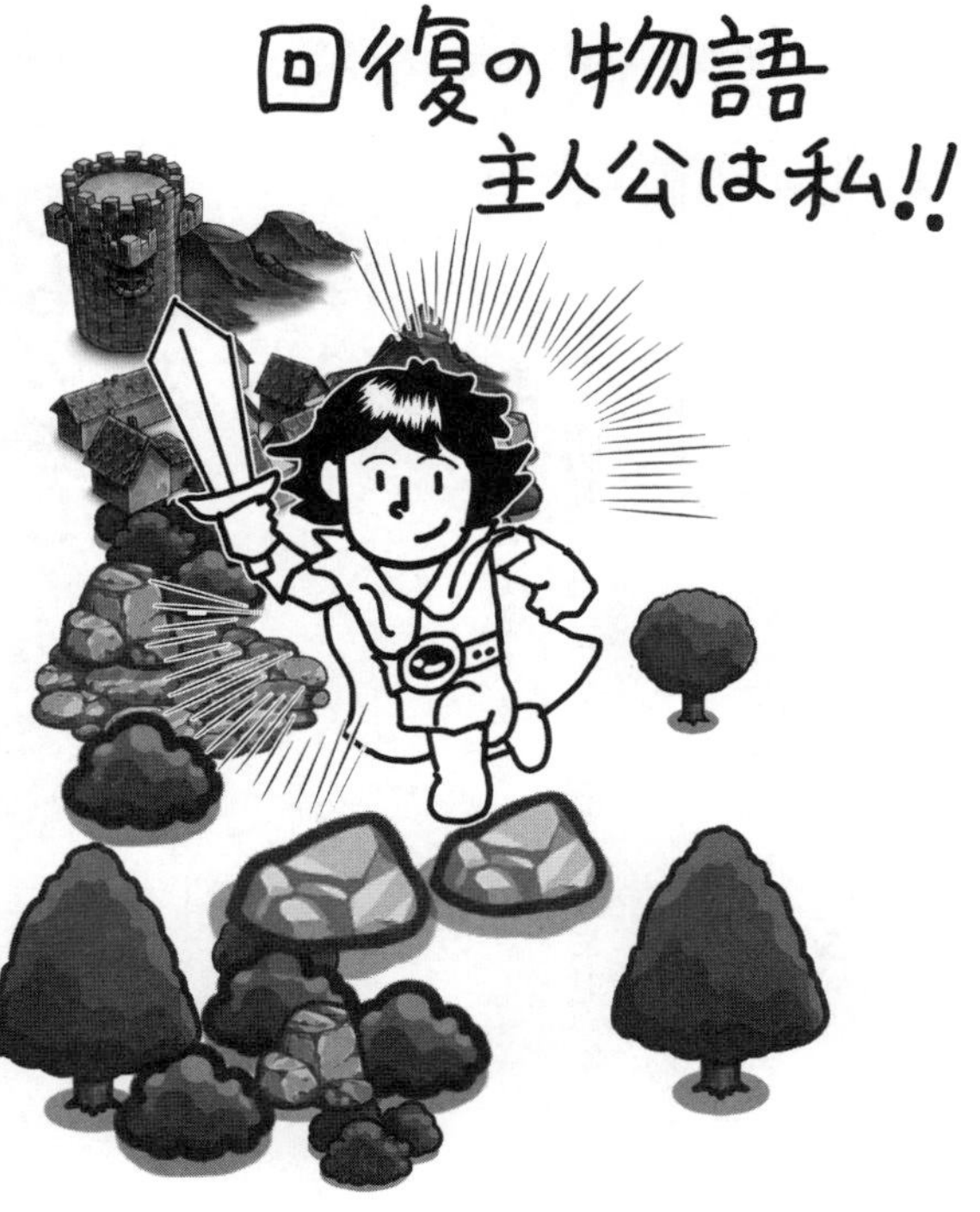

24

感情のものさし
～そのつかいかた・工夫～

〔22〕で悲しみのものさしをご紹介しました。

その応用です。

他の感情についても自分流ものさしをつくってみましょう。

また、本書の帯の「ものさし」を切り取って、自前の手帳に貼っておき、日々自分が感じやすいやっかいな感情のうち、特に悩まされている頻繁にわきあがる感情、例えば「悲しみ」「怒り」「凹《へこ》み」「うつうつ」「イライラ」などのMAX《マックス》をきめて書き込んでおき、ネガティブな感情がわいたとき、その手帳のページをみて「いま、何メモリ」というふうに意識してもよいでしょう（「感情のものさし」のいろいろなバージョンを90ページにつけましたので、自分流にアレンジしてご活用ください）。

関連項目→〔22〕

感情のものさし

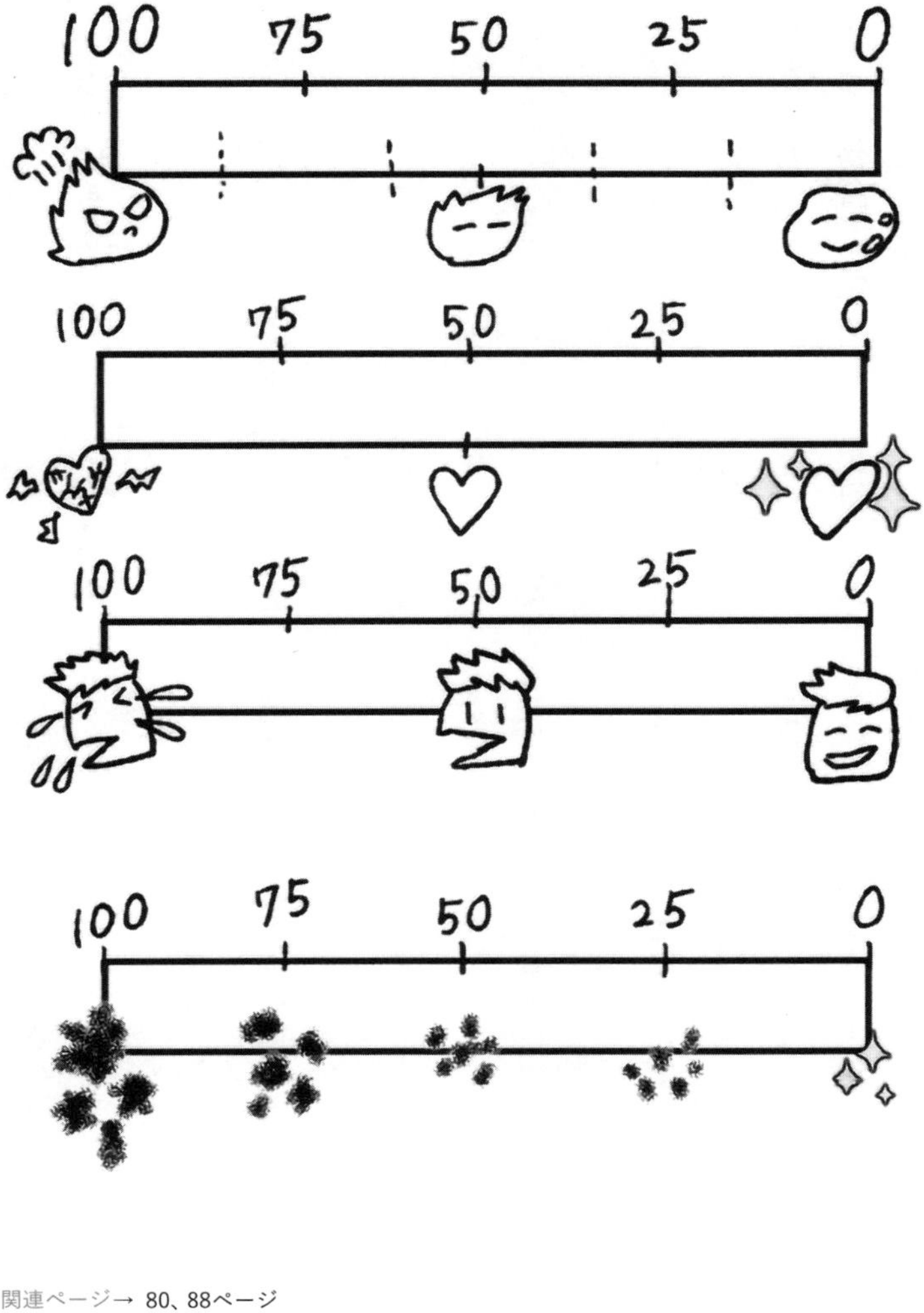

関連ページ→ 80、88ページ

25

日記・手帳術のススメ

筆者は、小さい頃から、毎日のようにチラシの裏や事務で破棄される大量の紙に落書きを続けていたそうです。

当時の大人達の証言によると、保育園に入る時期くらいには延々と宇宙文字か古代文字のような記号のようなものをひたすらびっちり羅列して書いていたようです。亡き母は当時、そんな私をみて、「この子はどこかおかしいかもしれない」と、大変心配だったとのちのち話していました。

亡き母に感謝したいのは、その「ひたすらグチャグチャ文字」を書くことを止めなかったことだと思います。

それが進化して一日1行日記のようなものになり、小学校では「毎日の学習ノート兼日記」となり、たった数行でもかかさず、毎日（今から思えば）筆記開示（32ページ参照）をしていました。

関連項目→〔10〕〔11〕〔12〕〔13〕

途切れたのは、母が交通事故で急逝した期間のみ。再開された日記は、のちに育児日記を兼ねた手帳となり、今ではコクヨの「ジブン手帳」を使いこなしています（いつも「ほぼ日」や「高橋手帳」と迷います）。

つらいことがあった時には、震える文字で「死にたい」と書かれている日もありました。しかし大人になってからは時々、気持ちの「見える化」→「点数化」もやっていました。現在は自分なりに工夫して、「なりたい自分になるものさしや表」を手帳にかき、自分の逆境力をアップさせています。

みなさんもぜひ、自分流手帳術で続々と夢を叶えてください。90ページの読者記入用感情のものさしを手帳術とあわせて活用してもＯＫです。

感情のものさしの読者記入例

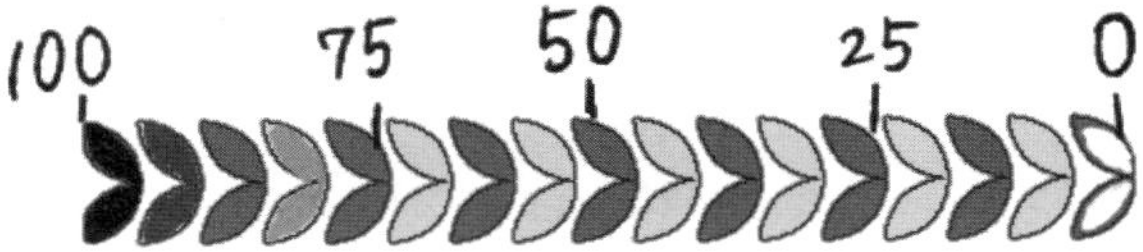

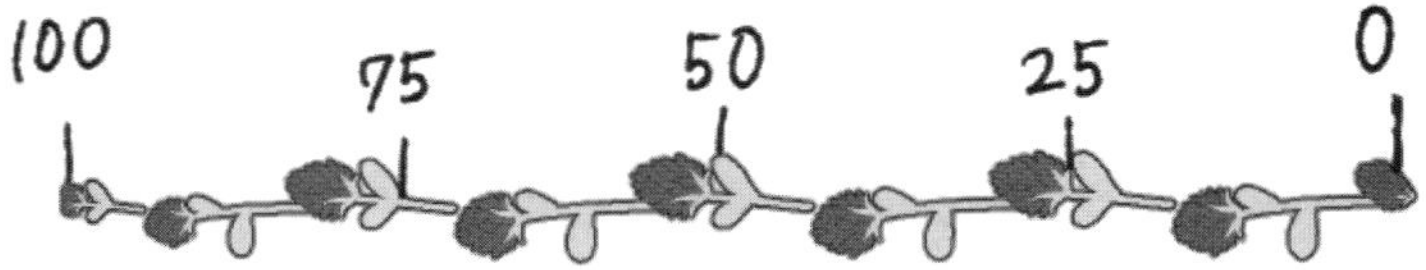

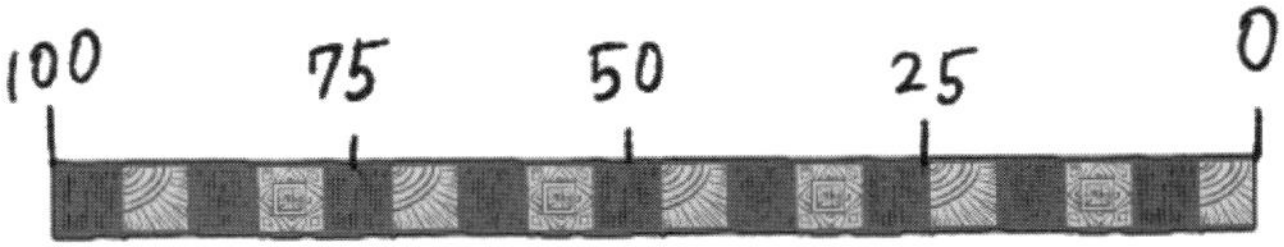

関連ページ→ 80、85ページ

26

あなたの今日の嬉しかったことベスト3はなあに？

ここまでで、やっかいな感情のコントロールについて主に書いてきましたが、ネガティブな感情についてだけではなく、嬉しかったこと・楽しかったこと・面白かったことについての感情に気づく遊びもして、どんどん「自分力」をみがいていきましょう。

最近はコロナ禍ということもあり、どこかにでかけたとしても「相手と距離をたもち、密を避けねばならない」という制約があり、「家庭内」での「おこもり時間」を強いられることが増えてきました。

コミュニケーションも限られた内容になりがちです。そんなとき、たとえば夕食準備中の時や、寝る前に子どもに

「今日いちにちの中で嬉しかったことベスト3はなあに？」

と、習慣のように聞くとよいかもしれません。

筆者がそれを始めたばかりの時期、娘の返答は

関連項目→〔76〕

「そんな（嬉しかったことなんて）のはない」
というこたえばかりでしたが
続けていくうちに
「よかったことの1位は学校に行けたことくらいかな」
とか
「100円ショップでかわいい小物をみつけた」とか
「小テストで今までで一番いい点数をとれた」
「たまたま買った、スーパーの半額セールの餃子が予想以上にうまかった」
——というふうに、スラスラ出てくるようになりました。

筆者も昔は娘と同じく、就寝前の内省の時間でも「嬉しかったことと言われてもなんかあるかな…」という感じでしたが、この「今日の嬉しいことベスト3《スリー》作戦」を続けてみると、結構「おもしろいこと」「嬉しいこと」はそこらへんに転がっているのに、自分の「脳」があえてそれをキャッチしていなかったことに気づきます。

はじめは「無理矢理探しだす感」が否めませんが、それは良い感じ方です。

なぜなら、今までの「脳センサー」を新たに大改造し始めたわけですから、違和感がある

関連項目→〔23〕

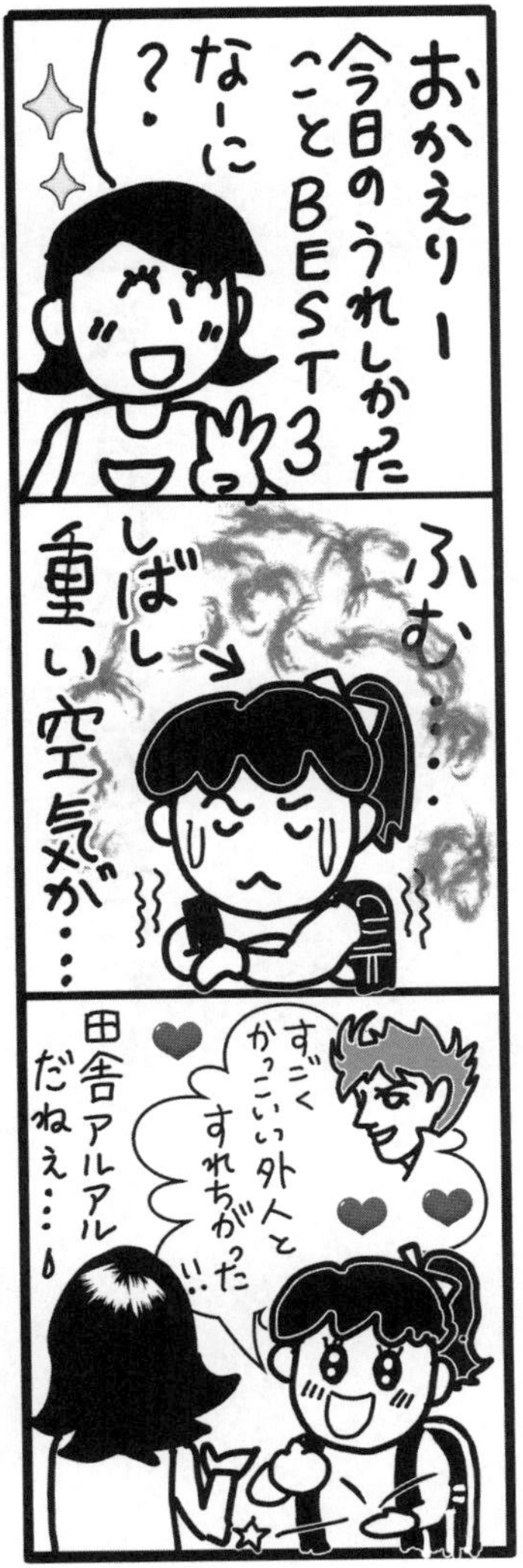
おかえりー
今日のうれしかったことBEST3
なーに
？
ふむ……
しばし
重い空気が…
すごくかっこいい外人とすれちがった!!
田舎アルアルだねえ…

るのは当然。

そのうち、嬉しいことセンサー・楽しかったことセンサーの感度がよくなっていきます。

独り暮らしのかたや、在宅で黙々《もくもく》ワークがつづいているかたは、夜寝る前に手帳に「嬉しかったこと・よかったことベスト3（ベストワンから始めてもOK）」をポンポンポンとかいてから寝るというふうにするとよいでしょう。

「絶賛うつNOW《ナウ》！」…の方には厳しい技なので、すこし回復のみちのりにのったとき（急性期から脱して症状がおちついて少し意欲がでてきてから）に行《おこな》ってください。

27

「強い思い込み」を逆に利用する

うつになりやすい人の思考には特徴があります。

それは、良きにしろ悪しきにしろ「非常に強い思い込みにとらわれやすい」というものです。

負の方向に働くと

「自分が全部悪い」

「絶対できるわけがない」

「みんな自分のことを悪く思っているに違いない」——という大変強力な思い込みにとらわれやすく、他人からみたら「そうでもないんじゃない?」とアドバイスされそうな些《さ》細《さい》なことなのに、否が応でもなぜか脳のセンサーはネガティブなものを拾い、拾ったことを更に大幅に増幅させてしまっています。

このことは、逆に考えると、強い思い込みをするクセを利用して、ポジティブな脳セン

関連項目→〔23〕
関連ページ→ 65ページ

サーに大改造して、強力なプラスの思い込みにチェンジできれば、才能が一気に開花する可能性があります。もう少しくだいて言うと、常識的に考えたらできなさそうなことでも強い思い込みで「できるんじゃないか？」という信念が自分の中に芽生えたとすれば、常識やぶりな偉業を成し遂げる可能性を秘めているわけです。

もちろん、明らかに現実離れした誇大妄想に発展するのはマズイのですが、その点は、他項目の「正しく気づく」エクササイズを併用し、思考が暴走しないように工夫すればOK！

筆者ももともと強いネガティブな思い込みにとらわれて困っていたという当事者ですから、わかりますが最初はポジティブな語彙すら思い浮かばない傾向があります。なので、大改造したいときは、

「強制的にポジティブな面があるか」
「ポジティブな言い方はあるか」
「ポジティブな語彙はなにか」――というふうにポジティブ語彙をストックすることからはじめて、脳センサーを革命的に構築しなおしていくのも一つの手です。

筆者が経験して、実際効果があったエピソードを紹介します。

おもに子どもを相手にしておこなったのですが、
むりくり「ネガポジ言葉変換ゲーム」です。

筆者は効果抜群でした。

ことの発端は、過去、ありがたいことに「前向き言葉辞典（青木智恵子著、黎明書房）」という本の執筆依頼がありました。内容は、なんでもかんでもネガティブな言葉をむりくりポジティブな言い回しに変えるという内容です。読者対象は、当初はおもに、小学校の教師や親御さんなどの大人向けで、目的は、教師や園の先生が、子どもの成績表や通知箋《つうちせん》を書く際、子どものネガティブな面を、できるだけポジティブな表現に変える必要があるので、そんなときに使える「前向きな言葉辞典」を書いてほしいということでした。


執筆のために自分の子どものアイデアまで借りて、ポジティブな言い回しにかえる作業をすることになりました。（著者既刊「ウツ戦記（金剛出版）」・「前向き言葉辞典（黎明書房）」参照）

関連項目→〔82〕

日常、一見ネガティブな言葉もすべてを――例えば「ハゲ」も「根暗」も「忘れんぼ」も「意気地《いくじ》なし」も「あきっぽい」も無理矢理ポジティブな言葉に言い換えるのは、なかなかうっとうしい作業でした。「うっとうしい」と思った原因は（今から振り返ればですが）、そもそもポジティブな語彙のストックが頭に無かったからだと思います。ところが2週間ほどたつと、周囲から「●●さん（筆者）と話しているとなんだか元気になる」と言われることが多くなってきました。

――これは強制的に、自分の脳内センサーを大改造した賜物《たまもの》だったように思います。いつのまにか脳内ポジティブセンサーがビンビンになっていたようです。

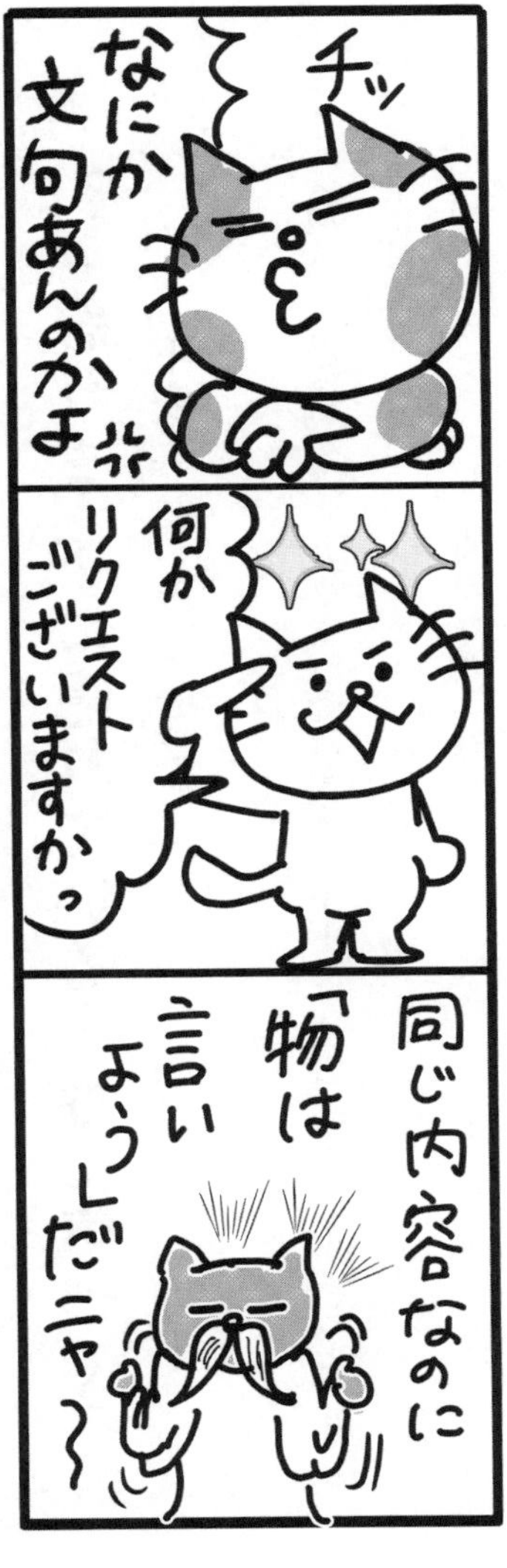
チッ
なにか文句あんのかよ
何かリクエストございますかっ
同じ内容なのに「物は言いよう」だニャ～

28
「怒り」の下に隠れている本性に気づく
～「不安」「悲しみ」「心配」～

イライラMAX《マックス》の感情が、そのまま行動のエネルギーになって、表面化すると、危険ということを前述しました。

例えば、相手にイライラして腹が立ち「怒り」という感情が抑えられず、そのまま行動に出たとしたら。

テーブルを蹴ったり、相手を暴言で罵倒したりというふうに、エスカレートして、更に抑えられないと、殴る、蹴るという行動になりかねません。

筆者は「ぎゃくたいってなあに？（金剛出版）」という本を執筆しましたが、いま、家でのおこもり生活を強いられ社会から孤立した状況下ではストレスやイライラも募りがちとなり、水面下でDVや子どもの虐待件数が増加しています。

社会全体も、経済的な不安や、正解のないばくぜんとした不安につつまれている状態の中、DVや虐待までいかずとも、イライラが爆発しやすい現況であることは確かです。

関連項目→〔5〕〔6〕〔7〕〔8〕〔14〕〔19〕〔22〕〔62〕
関連ページ→ 62ページ

「怒り」という感情の土台には実は「不安」「心配」「悲しみ」という背景がひそんでいることが多いです。

具体的な例では、よく、お母さんが、子どもに向かって「ほんとに、あんたってば、なんで連絡しないの！遅くなるんだったら連絡しなって、あんだけ言ったでしょ‼」と、激怒する場面がありますよね。

筆者も二児の母でもありますから、わかるのですが、そのとき怒っているのは、土台に多大なる「心配」「不安」があるからです。

「連絡ないのに遅くなっている。犯罪や事故に巻き込まれていたらどうしよう」

「よくない友達に巻き込まれて、危ないことをしていたらどうしよう」

…さまざまな不安や心配があるからこそ、子どもの顔を見た瞬間に「激怒」してしまった経験はわたしもあります。

そのように、「怒り」のもともとには「不安」「心配」「悲しみ」が隠れているのです。

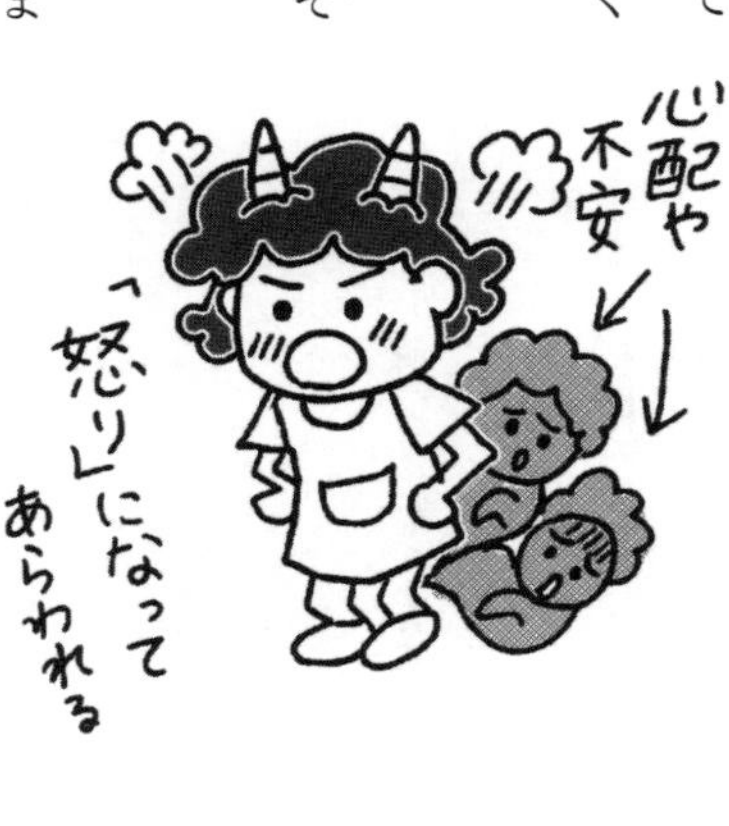

関連ページ→ 213ページ

29

怒りのエネルギーは別エネルギーに変換

「怒り」「イライラ」の感情というものは、その感情がそのままストレートに行動化されると、際限なくエスカレートしやすい特徴があるのでオススメなのはこのイライラエネルギーを別な形で放出するのもひとつの方法です。つまり、そのままの行動化ではなく、全く別のかたちで行動化するわけです。

わかりやすい例として、スポーツ、筋トレがあげられます。

まず、イライラする対象から物理的に離れて、散歩、ひたすらウオーキングでもよいでしょう。

自宅であれば、ひたすらトイレ掃除。ひたすら窓ふき。ひたすら台所掃除。

全力集中でラジオ体操、全力集中で、好きな曲をかけて3曲踊る（↑ダンスは下手でもよいし、オタクダンスでも、めちゃくちゃに体を動かすのでもOK！）

…というふうにです。（爆発しそうになったらココロのレスキューも参照のこと）

関連項目→〔6〕〔16〕〔19〕〔20〕〔21〕〔35〕〔55〕
関連ページ→ 62ページ

コラム

怒りの感情そのままエスカレートは危険

怒りの表現である「にぎり拳の形」を作ってしまうと、こぶしでとどまらず、ファイティングポーズになり、殴ってしまう——だとか、さらには、1回殴ったら、何度も殴ってしまうというふうに歯止めがきかなくなってしまう恐れがあります。

他には、相手が人間で無くても、皿を割ってストレス発散という方法は、更に興奮するアドレナリンが放出されるため、怒りの感情がますます高まる危険があります。

ストレスを発散するためにバットや棒で不要の家電製品や人形を遠慮無く壊す行為などは、いっときの開放感にはつながりますが、クールダウンする方向に行きづらくなってしまいます。

30 イライラの自分研究のススメ

「当事者研究」ということばをご存知でしょうか。

自《みずか》らを研究するというもので、例えばメンタルの病気や悩みを抱えている人達や、大人の発達障害のかたがたなど、共通の問題を抱えている当事者グループで、自分たちなりに自分らの症状を研究して分析していくというもので、問題解決の効果をあげています。

筆者は、この「当事者研究」は普通の一般の方にも充分生かせると思っています。「自分研究」「自分探究」をすることで「自分自身を実験し、研究し、考察し、今後の展望を考えてみるだけで、それは立派な「自分研究」となり得ると考えます。

まずは、ざっくり、方法を紹介していきます。

関連ページ→ 68〜70ページ

31
イライラしたらそれはチャンス
～イライラした理由をとことんつきつめると本性がみえてくる～

思わず友達の言葉や態度に「イラッ」とすること、ありませんか？

イライラして終わりでは、この本を読んでくれたみなさんに申し訳ないので、イライラを活かすひとつの方法をお伝えします。

自分を探究するカギのひとつになるかもしれません。

もし、これを読んでいる人の中で
「自分が何をしたいのかわからない。やりたいことをどうやって探せばよいのか…」

という人がいたら、
自分がどうなりたいか探す手段として「イライラ」を手玉にとってみましょう。

具体例を出すと、たとえば、これを読んでるあなた。

♣「あなたにとってすごく、イライラするヤツは誰ですか？」と聞いて、いま、すぐに思い浮かんだ人物は誰でしょうか。

関連ページ→ 68～70ページ

すぐ思いつかなければ、
過去にであった、すごく嫌なヤツでも良いです。

すごくイライラしたあのやつ…と聞いて、誰か脳裏に思い浮かびましたでしょうか。

それでも思い浮かばなければ、
いつもは自分にとってイイ人なんだけど、この前、「こんなこと言われてイラっとした」という言動や場面がありませんでしょうか。

実は、その「イライラ」について、イライラして終わるのでは無く、ふと、「なぜ、自分はその言動にイライラしたのだろうか」

と、謎を探究してみてください。

ひとつ具体例をあげてみます。


♣ミーコさんは、今日、とても裕福な友達、ピカミちゃんという友達とランチに行きました。

ピカミちゃんがブランドのバッグを自分にみせつけて話してきました。

ミーコちゃんはなんとなくイラっとしました
ここで「自分探究」してみましょう。
「なぜイラッとしたのだろうか」
考えられる理由をこまかく想定すると違いがあります。

考えられる理由

⑴　自分がどんなに働いても稼げないお金持ちだからか？
⑵　自分がほしい色やバッグなのに、バッグを何個も持っているから？
⑶　自分がすでに通販で注文中のバッグだったから、出し抜かれたようだったからか？
⑷　ブランドのバッグを入手した経緯が、ピカミちゃんの彼氏であり、彼氏から欲しいものをプレゼントされて自慢しているからか？

――などいろいろあるかと思います。
ひとことで「イラッ」とした、と言っても、その理由を突き詰めると、違いがありますよね。

⑴が理由であるならば、ミーコさんは、いま、経済的に、お金にゆとりがほしい、お金

が欲しい、と切望していることがわかります。

ミーコさんは、お金を貯めたり、稼ぐ方法を、次に考えましょう。

また(4)が理由だったとします。

すると話は変わります。

いま、ミーコさんは、「彼氏」がほしいのではないでしょうか。または、モテたいのかもしれません。

そうであれば、ミーコさんは、彼氏をみつけるための、なにか、たとえば、同僚とのオンライン飲み会や、趣味の会に参加してみる、というふうに行動にうつしたり、自分磨きのための何かをはじめる…というような戦略をたてることができるわけです。

…このように、

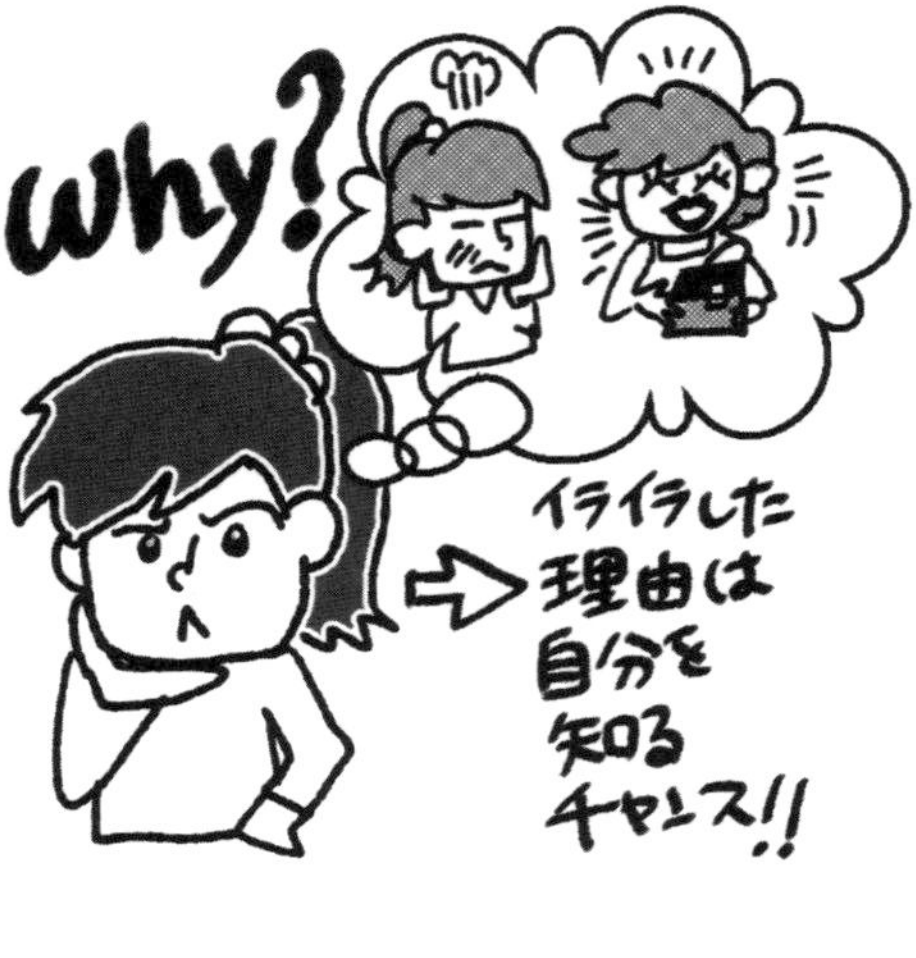
why?
イライラした
理由は
自分を
知る
チャンス!!

非常にイライラしたときはチャンスで、自分が抱えている自分なりの課題であったり、時には劣等感であったり……というふうに、なにかしら乗り越えたい「心の闇」にたどり着くこともままあります。

ここで重要なのは「イライラ」を相手に向けて報復するのではなく、その「イライラ」により「自分を知り、戦略をたてる」ことに利用する、ということです。

あなたの小さな、その些細なイライラは、裏を返せば、自分が心の奥底に大きく横たわっている過去の非常に嫌な出来事や体験に結びついていることもよくあります。

些細なイライラですが、細かく分析し、探究し、何かを発見することができたとしたら、今後の展望がみえてくるかもしれません。

それは、あなたが新しい自分になれるきっかけになり得るでしょう。

関連ページ→ 68～70ページ

32

イライラ実況中継

ここで、紙に書く作業に苦手意識をもっている人や、時間がない（と思う）人、または話すほうが好きな人などは、スマホを利用して気持ちや感情をアウトプットしてもよいでしょう。

ひとりになったときにトイレに行ってもよいので

・スマホのボイス機能でその気持ちをしゃべって録音する

・「メモ機能」でスマホにかく

というのもアリというわけです。

気持ちをしゃべる場合は、客観視するために、実況中継するノリがベターです。

例

『筆者、アオキチエコはいま、イライラして怒りを感じました。このチリチリした怒りは、そうですね、外国のアニメやスパイ映画にでてくるような、黒い丸い爆弾の導火線に火がつけられたような状況です。おーっと、まずいですねぇ。ちりちりした導火線の長さは、5メートル、いま、1メートルの地点まで、火花が走っています。おーーーーっと、危ないところで、誰か、導火線を踏みつけて消しましたー!!爆発寸前でしたー。駆けつけたのは、理性のファイアーマン、消防隊でーす』

というふうに、実況中継の神である徳光和夫さんや、実況中継のKING《キング》とも思われる、古舘伊知郎さんや、あこがれのアナウンサーになった気分で「ジブン実況中継」してみましょう。

一見馬鹿みたいな独り言ですし、慣れない人には難しいように思えるかもしれませんが、自分のことを実況中継できる人達は身近にいます!

そう、「YouTuber《ユーチューバー》」のみなさんです。

見る側ではなく、発信している本人のかたがたは、とても素晴らしい「ジブン実況中継」ができていると、わたしは感心し、尊敬します。

たぶん、当人は意識していないかもしれませんが、彼ら&彼女たちは、自分の気持ちを外在化《がいざいか》して、しかも、レンズを意識して鏡のように自分を外から一歩引いてみているという、凄い技を自然にできているという達人の皆さんであるわけです。

YouTuber《ユーチューバー》のみなさんに比べれば、自分のみの実況中継はプレッシャーもないので、思うほどハードルは高くないように思えませんか。※

また、この作業は、「話す」ことを司る脳の領域を機能させます。そして、話した自分の声を自分の耳で「聞く」という作業も脳内で同時になされ、イライラしてムカムカ怒っている自分を客観視することもできるようにもなります。

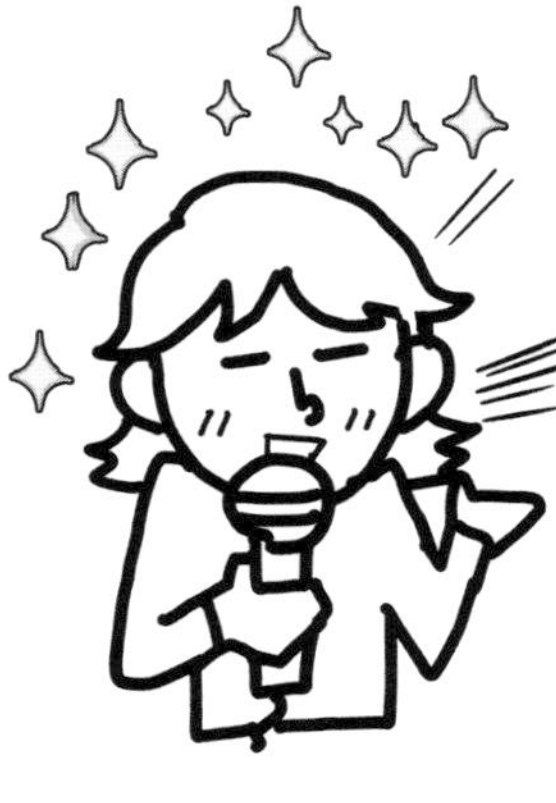

※注　SNSを利用する際はそれにかかるリスク対策も忘れずに。

第Ⅱ章

うつ予防

ここで、うつのサインや、
ざっくりした身体症状について、
紹介したいと思います。

うつをあなどるナカレ！

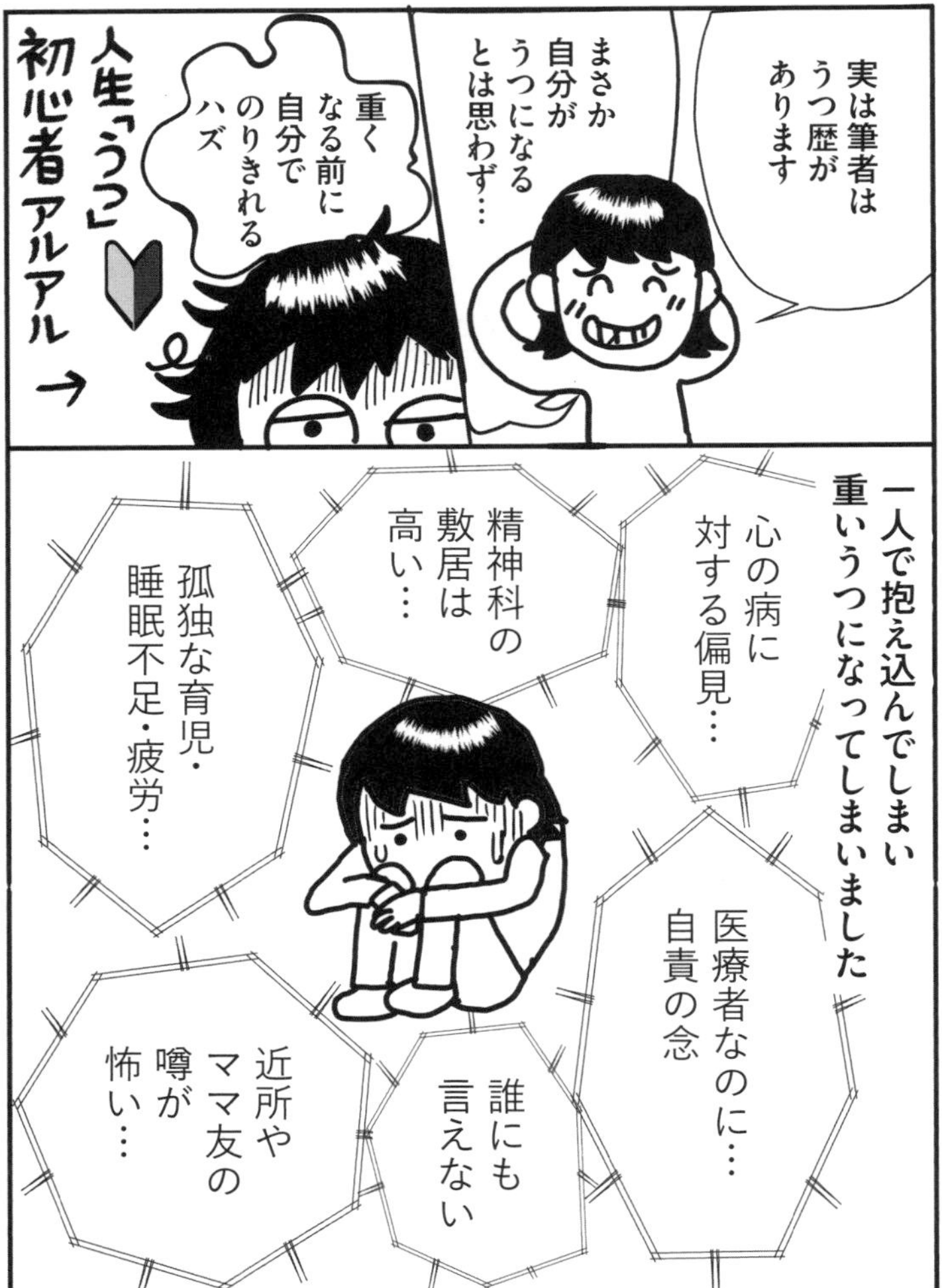

関連ページ→ 180、235、243ページ

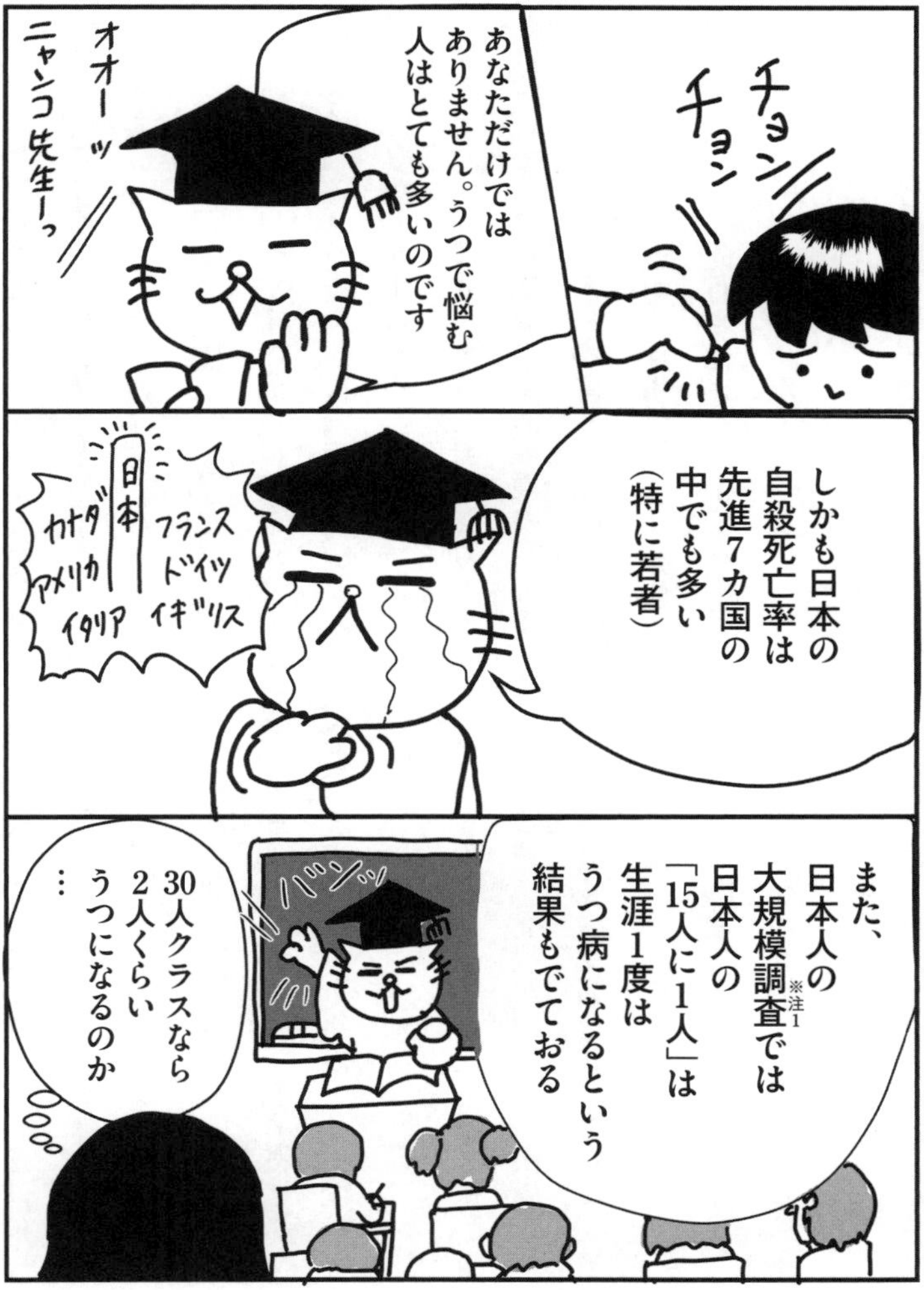

チョンチョン
あなただけではありません。うつで悩む人はとても多いのです
オオーッ
ニャンコ先生ーっ
しかも日本の自殺死亡率は先進7カ国の中でも多い（特に若者）
日本
フランス
ドイツ
イギリス
カナダ
アメリカ
イタリア
また、日本人の大規模調査※注1では日本人の「15人に1人」は生涯1度はうつ病になるという結果もでておる
バンッ
30人クラスなら2人くらいうつになるのか…

※参照：厚生労働省　2020年版自殺対策白書、人口動態統計（フランス2014年、カナダ2013年、それ以外は2015年データ）

※注１：川上憲人（2016）精神疾患の有病率等に関する大規模疫学調査研究,ストレスと健康・全国調査2013－2015（世界精神保健日本調査セカンド）

関連項目→〔33〕〔52〕

日本はコロナ禍におちいる前から自殺率の高さが問題になっていました。そこにきて、「コロナ禍」が直撃。心を支えてくれる社会との繋がりが断たれやすい状況になりました。そして追い打ちをかけるように「記録的な災害」「経験したことがない災害」「猛烈な豪雨」というような自然災害が当たり前のように起こるようになりました。自然災害の直後は自殺が増加するという研究結果があり、特に死者数が大きくなるような大規模な自然災害が起きた場合、災害発生の1年後・2年後に自殺死亡率が上昇すると報告されています。[※注2]

新型コロナウイルス関連では、2020年8月、全国医師561人を対象に実施した調査で、コロナ禍の生活環境の変化で「増えた患者層」「症状が悪化した疾患」を調べたところ「不安障害・うつ病などの精神疾患」が最多の38%をしめました。[※注3]

生活・育児・教育・仕事（雇用）・家族の健康・活動制限、生活様式の変化などが、ばくぜんとした先行き見えない不安を引き起こし、コロナ関連によるさまざまな変化がうつ発症の誘因に絡んでいると思われる「コロナ鬱《うつ》[※注4]」という俗語までつくられました。

筆者は、仮にコロナが収束したように思われる時期になったとしても、今度は「コ

※注2：澤田康幸・上田路子・松林哲也著『自殺のない社会へ－経済学・政治学からのエビデンスに基づくアプローチ』、有斐閣、2013.

※注3：医療情報提供サービス会社「e-ヘルスケア」による調査。さらに「コロナ疑い」の患者を診察した医師に限ると、精神疾患は47%にのぼった。感染者のメンタル症状では「悪夢を見る」「うつ状態」「コロナにおびえる精神状態」などが多く報告された

※注4：正式な医学用語ではない

ロナ禍を経済的・精神的にのりきった人たち」に比べ「破綻《はたん》した人たち・のりきれなかった人たち」の格差から、あらたな絶望感を感じざるを得ない人々が大勢出てきて、うつも増加するのではないかと考えています。メンタルにおけるコロナの後遺症は、想像以上に長く影響を及ぼすと思っています。

日本ではとりわけ若い世代の人（10代から30代）の自殺率がもともと高いことも問題視されていました。

筆者の我が子くらいの若い人達が、自ら命を絶たざるを得ない状況に追い詰められていることを想像すると、大変心が痛みます。自分の「死にたいほどつらいから助けて」という発信力を磨くだけではなく、まわりにいる身近な人のＳＯＳサインにも気づいてあげてほしいと強く願います。

33 うつのサイン自己チェック

ここでは「簡易抑うつ症状尺度」を使ってセルフチェックしてみましょう（解説121ページ参照）。

採点の方法

睡眠に関する項目（【1】～【4】）、食欲／体重に関する項目（【6】～【9】）、精神運動状態に関する2つの項目（【15】【16】）は、それぞれの項目で最も高い点数が高いものを1つだけ選んで点数化します。

それ以外の項目（【5】【10】【11】【12】【13】【14】）はそれぞれの点数を書き出し、最後に各々の■の点数を合計して評価します。

文章でかくとわかりづらいかもしれませんので、実際に117ページから指示に従って記入していってみてください。

関連項目→〔52〕〔67〕
関連ページ→ 110～111、233、235ページ

原版
「簡易抑うつ症状尺度」点数と重症度のめやす表

0点～5点	正常
6点～10点	軽度
11点～15点	中等度
16点～20点	重度
21点～27点	きわめて重度

★各項目が大うつ病性障害の症状に対応しているので、うつ症状の評価やスクリーニングに使えるほか、合計点を算出することでうつ状態の変化を見られます。
★6点以上の場合にはうつ病の可能性があります。
★自己記入式の評価尺度は簡易的なものであり、診断することはできません。うつ状態が生じる原因は様々であり、その原因に応じて対応方法は異なります。
まずは医療機関に相談してください。

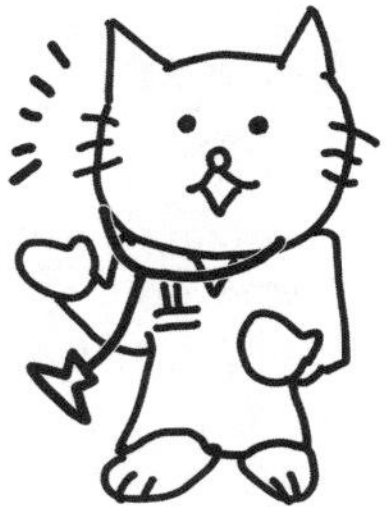

※参考：厚生労働省HP https://www.mhlw.go.jp/bunya/shougaihoken/kokoro/dl/02.pdf

日本語版自己記入式・簡易抑うつ症状尺度※

【1】寝付き ［睡眠に関する項目］	当てはまるものに〇をつけてみよう
・問題ない（または、寝付くのに30分以上かかったことが一度もない）。	0点
・寝付くのに30分以上かかったこともあるが、1週間の半分以下である。	1点
・寝付くのに30分以上かかったことが、週の半分以上ある。	2点
・寝付くのに60分以上かかったことが（一週間の）半分以上ある。	3点

【2】夜間の睡眠 ［睡眠に関する項目］	当てはまるものに〇をつけてみよう
・問題ない（夜間に目を冷めたことはない）。	0点
・落ち着かない、浅い眠りで、何回か短く目が覚めたことがある。	1点
・毎晩少なくとも1回は目覚めるが、難なくまた眠ることができる。	2点
・毎晩1回以上目覚め、そのまま20分以上眠れないことが、（1週間の）半分以上ある。	3点

【3】早く目が覚めすぎる ［睡眠に関する項目］	当てはまるものに〇をつけてみよう
・問題ない。	0点
・週の半分以上、起きなくてはならない時間より1時間以上早く目が覚める。	1点
・ほとんどいつも、1時間早く目が覚めてしまうが、最終的にはまた眠ることができる	2点
・起きなくてはならない時間よりも1時間以上早く起きてしまい もう一度眠ることができない。3点	3点

【4】眠りすぎる ［睡眠に関する項目］	（食欲／体重に関する項目）
・問題ない（夜間、眠りすぎることはなく、日中に昼寝をすることはない。	0点
・24時間のうち、眠っている時間は昼寝を含めて10時間以上。	1点
・24時間のうち、眠っている時間は昼寝を含めて12時間ほど。	2点
・24時間の内、昼寝を含めて12時間以上眠っている。	3点

★上記「睡眠」に関する【1】～【4】のうち、
一番高い点数を右の▢内に記入してください。

▢ A

※（藤澤大介 他，2010. を改変）

【5】悲しい気持ち	当てはまるものに○をつけてみよう
・悲しいとは思わない。	0点
・悲しいと思うことは、半分以下の時間である。	1点
・悲しいと思うことが半分以上の時間である。	2点
・ほとんどすべての時間、悲しいと感じている。	3点

★上記「悲しい気持ち」に関する質問のうち、
あてはまる点数を右の■内に記入してください。

B

【6】食欲低下　［食欲／体重に関する項目］	当てはまるものに○をつけてみよう
・普段の食欲と変わらない、または食欲が増えた。	0点
・普段よりいくぶん食べる回数が少ないか、量が少ない。	1点
・普段よりかなり食べる量が少なく、食べるように努力せねばならない。	2点
・まる一日（24時間）ほとんどものを食べず、食べるのは極めて強く食べようと努めたり、誰かに食べるよう説得されたときだけである。	3点

【7】食欲増進　［食欲／体重に関する項目］	当てはまるものに○をつけてみよう
・普段の食欲と変わらない、または、食欲が減った。	0点
・普段より頻回に食べないといけないように感じる。	1点
・普段と比べて、常に食べる回数が多かったり、量が多かったりする。	2点
・食事の時も、食事と食事の間も、食べ過ぎる衝動にかられている。	3点

【8】体重減少（最近２週間で）［食欲／体重に関する項目］	当てはまるものに○をつけてみよう
・体重は変わっていない、または体重は増えた。	0点
・少し体重が減った気がする。	1点
・1kg以上やせた。	2点
・2kg以上やせた。	3点

【9】体重増加（最近２週間で）［食欲／体重に関する項目］	当てはまるものに○をつけてみよう
・体重は変わっていない。	0点
・少し体重が増えた気がする。	1点
・1kg以上増えた。	2点
・2kg以上太った。	3点

★上記「食欲／体重」に関する４つの質問（【6】〜【9】）のうち、
一番高い点数を右の■内に記入してください。

C

【10】集中力／決断	当てはまるものに○をつけてみよう
・集中力や決断力は普段と変わりない。	0点
・ときどき決断しづらくなっているように感じたり、注意が散漫になるように感じる。	1点
・ほとんどの時間、注意を集中したり、決断を下すのに苦労する。	2点
・ものを読むこともじゅうぶんにできなかったり、小さなことですら決断できないほど集中力が落ちている。	3点

★上記「集中力／決断」に関する質問のうち、
あてはまる点数を右の■内に記入してください。

D

【11】自分についての見方	当てはまるものに○をつけてみよう
・自分のことを、他人の人と同じくらい価値があって、援助に値する人間だと思う。	0点
・普段よりも自分を責めがちである。	1点
・自分が他の人に迷惑をかけているとかなり信じている。	2点
・自分の大小の欠陥について、ほとんど常に考えている。	3点

★上記「自分についての見方」に関する質問のうち、
あてはまる点数を右の■内に記入してください。

E

【12】死や自殺についての考え	当てはまるものに○をつけてみよう
・死や自殺について考えることはない。	0点
・人生が空っぽに感じ、生きている価値があるかどうか疑問に思う。	1点
・自殺や死について、1週間に数回、数分間に渡って考えることがある。	2点
・自殺や死について、1日に何回か細部にわたって考える、または、具体的な自殺の計画を立てたり、実際に死のうとしたことがあった。	3点

★上記「死や自殺についての考え」に関する質問のうち、
あてはまる点数を右の▩内に記入してください。

F

【13】一般的な興味	当てはまるものに○をつけてみよう
・他人のことやいろいろな活動についての興味は普段と変わらない。	0点
・人々や活動について、普段より興味が薄れていると感じる。	1点
・以前好んでいた活動のうち、一つか二つのことにしか興味がなくなっていると感じる。	2点
・以前好んでいた活動のうち、一つか二つのことにしか興味がなくなっていると感じる活動に、ほとんどまったく興味がなくなっている。	3点

★上記「一般的な興味」に関する質問のうち、
あてはまる点数を右の▩内に記入してください。

G

【14】エネルギーのレベル	当てはまるものに○をつけてみよう
・普段のエネルギーレベルと変わりない。	0点
・普段よりも疲れやすい。	1点
・普段の日常の活動（例えば、買い物、宿題、料理、出勤など）をやり始めたり、やりとげるのに、大きな努力が必要である。	2点
・ただエネルギーがないという理由だけで、日常の活動のほとんどが実行できない。	3点

★上記「エネルギーのレベル」に関する質問のうち、
あてはまる点数を右の■内に記入してください。

H

【15】動きが遅くなった気がする ［精神運動状態］	当てはまるものに○をつけてみよう
・普段どおりの速さで考えたり、話したり、動いたりしている。	0点
・頭の動きが遅くなっていたり、声が単調で平坦に感じる。	1点
・ほとんどの質問に答えるのに何秒かかかり、考えが遅くなっているのがわかる。	2点
・最大の努力をしないと、質問に答えられないことがしばしばである。	3点

【16】落ち着かない ［精神運動状態］	当てはまるものに○をつけてみよう
・落ち着かない気持ちはない。	0点
・しばしばそわそわしていて、手を揉んだり、座り直したりせずにはいられない。	1点
・動き回りたい衝動があって、かなり落ち着かない。	2点
・時々、座っていられなくて歩き回らずにはいられないことがある。	3点

★上記「精神運動状態」に関する２つの質問（【15】【16】）のうち、
一番高い点数を右の■内に記入してください。

I

以上です。ＡＢＣＤＥＦＧＨＩの点数を合計してください。

年　　月　　日　　　合計点数　　　　　点

「簡易抑うつ症状尺度」について
(Quick Inventory of Depressive Symptomatology: QIDS-J)

このスケールは、16項目の自己記入式の評価尺度で、うつ病の重症度を評価できるほか、アメリカ精神医学会の診断基準であるDSM－Ⅳの「大うつ病性障害※」の診断基準に対応しているという特徴を持っています。世界的に知られた精神科医John Rush先生によって開発され、世界10カ国以上で使用されています。日本語版は、藤澤大介先生のグループ（慶應大学医学部）によって作成されました。

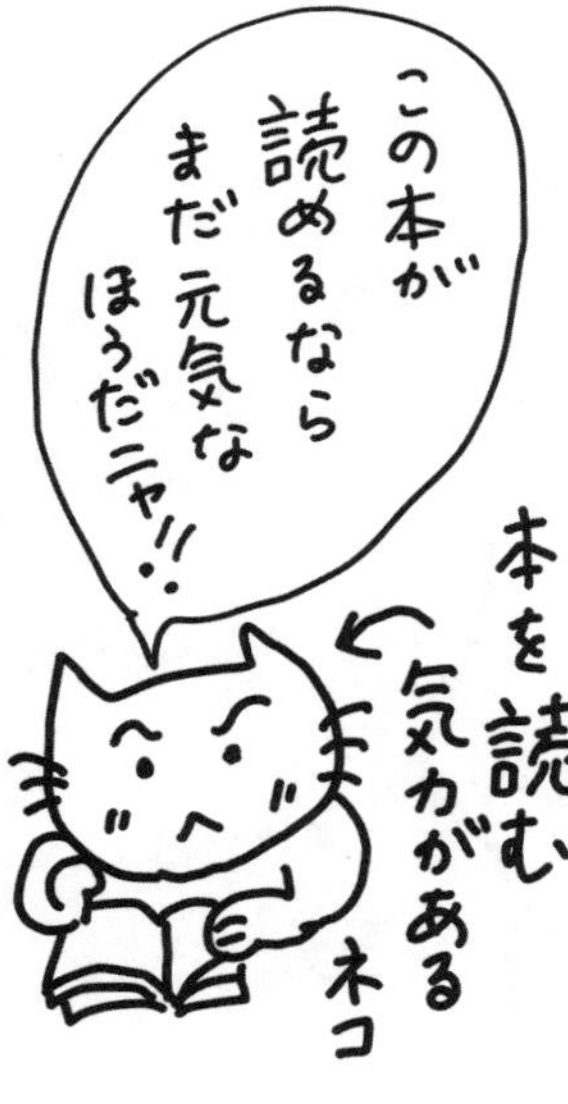
この本が読めるならまだ元気なほうだニャ!!
本を読む気力があるネコ

※　中核的なうつ病

注意：厚生労働省のHPに掲載されていますが、あくまでもセルフチェックの目安を目的とした利用に限られます。配布したり、他の目的で原本複写はしてはいけません。気になるかたは必ず専門窓口に相談してください。

関連ページ→ 180ページ

うつ病でよくみられる身体症状

（更井, 1990; Kidman, 2006）

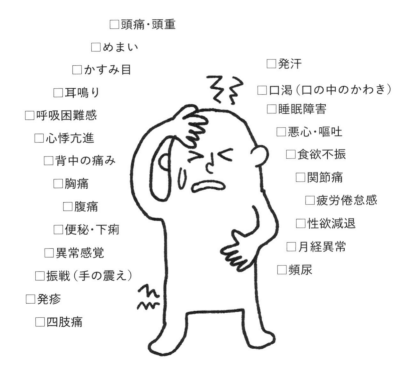

□頭痛・頭重
□めまい
□かすみ目
□耳鳴り
□呼吸困難感
□心悸亢進
□背中の痛み
□胸痛
□腹痛
□便秘・下痢
□異常感覚
□振戦（手の震え）
□発疹
□四肢痛

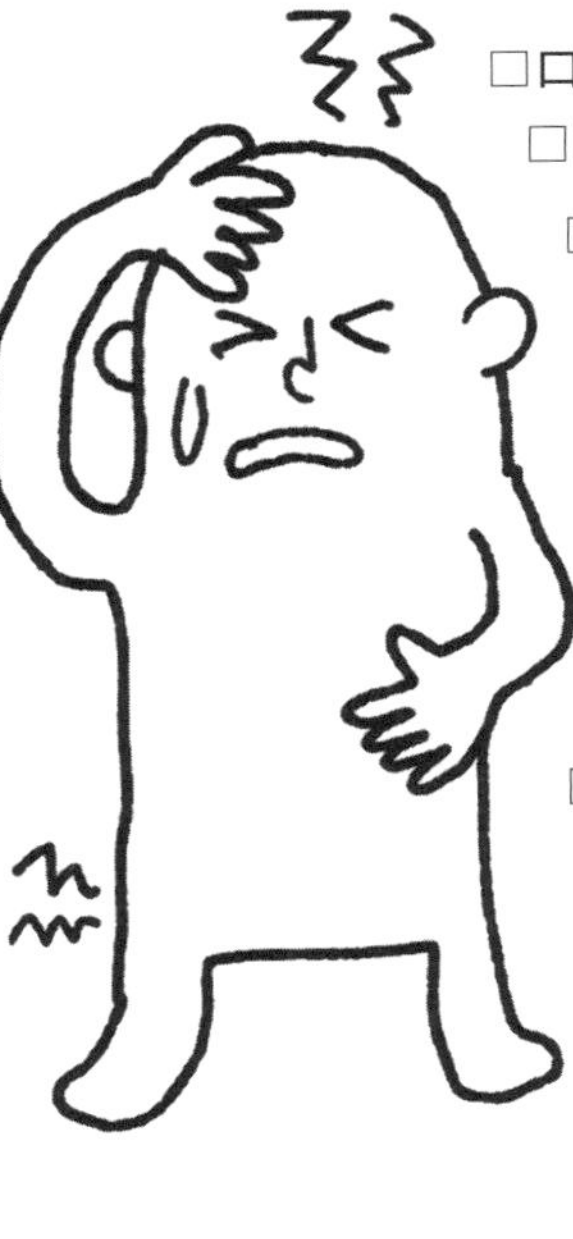

□発汗
□口渇（口の中のかわき）
□睡眠障害
□悪心・嘔吐
□食欲不振
□関節痛
□疲労倦怠感
□性欲減退
□月経異常
□頻尿

厚生労働省：さまざまなこころの相談窓口
電話で話したいかた：０５７０－０６４－５５６（有料、対応時間は都道府県によって異なります）
よりそいホットライン
０１２０-２７９《つなぐ》-３３８《ささえる》（フリーダイヤル・無料・24時間対応）
岩手・宮城・福岡からおかけになる場合
０１２０-２７９《つなぐ》-２２６《つつむ》（フリーダイヤル・無料）
IP 電話や LINEOut から（０５０で始まるなど）は
０５０－３６５５－０２７９

厚生労働省の各相談窓口のガイドにつながります

新型コロナウイルス感染症関連
SNS心の相談

SNS やチャット相談もあります
●特定非営利活動法人　自殺対策支援センターライフリンク
ID 検索 @yorisoi-chat「生きづらびっと」友だち追加
●特定非営利活動法人　東京メンタルヘルススクエア
こころのほっとチャットウエブチャット
●　特定非営利活動法人　ＢＯＮＤプロジェクト
10代20代の女性のための LINE 相談
「10代20代の女の子専用 LINE」
友だち追加
●特定非営利活動法人　チャイルドライン支援センター
18歳以下の子どものためのチャット相談
●公益社団法人日本駆け込み寺
０３－５２９１－５７２０（平日午前10時～午後５時）
※2021年６月時点での情報なので随時追加・変更の可能性があります。

関連項目→〔69〕

34

朝の光をあびる

朝日を浴びるメリットはたくさんあります。

・1日の生活リズムを整えられる

・睡眠リズムが崩れている場合は体内時計をリセットできる

・脳のセロトニン欠乏由来によるうつ症状の場合は回復効果が期待できる

などです。

動く元気がないときは部屋のカーテンを開けて、朝の光を部屋にいれるだけでもＯＫです。

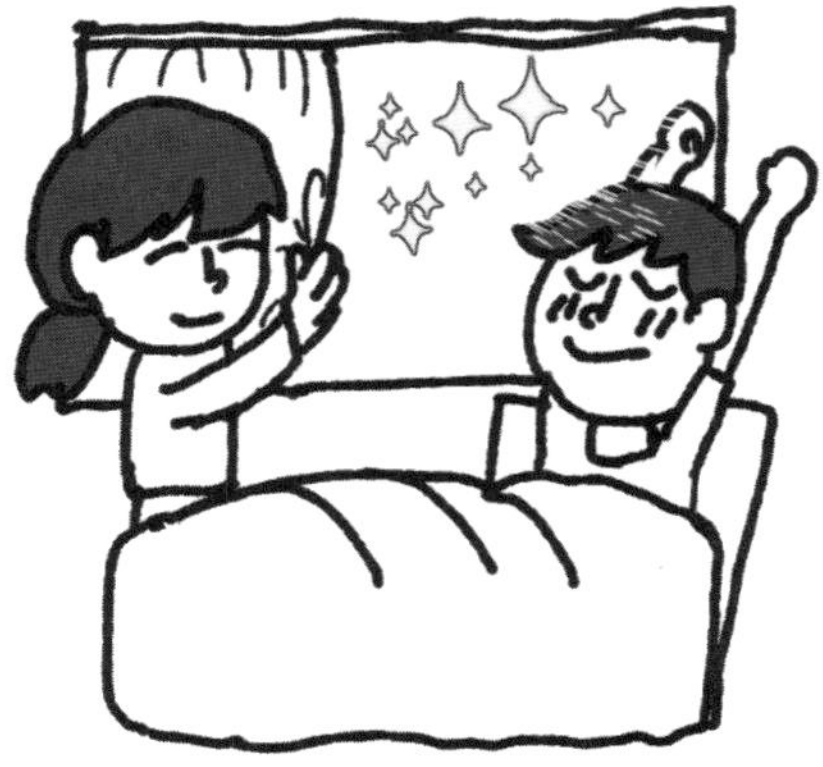

◆「たかが朝の光、されど朝の光」◆

朝起きてカーテンを開けて「朝日を浴びる」だけでも意味があり、強い太陽の光を浴びると脳が目覚めます。

例えば、うつの治療として使われる「光線療法[※注]」では2万5千ルクス以上で有効とする場合が多く実際は5千〜1万ルクス程度の照度を30分から1時間程度照射しますが、実は一般的な自然の光でも、曇り空で約1万ルクス、雨空でも約5千ルクスあると言われていますので、可能であれば朝の光を一定時間浴びることを習慣とすれば1日の生活リズムの乱れを主とする「概日リズム睡眠障害」全般に有効であることがわかっています。

人間は明るい光を浴びると体内時計がリセットされ、それとともにメラトニン（眠気をつかさどる物質）の分泌が抑制され、一定時間後（約15時間後）に再び分泌されるため睡眠リズムを生体内から整えるためには光を浴びることが有効というわけです。

それにともない、光を浴びる時間が少なくなる秋から冬の季節になると「冬季うつ病（季節性情動障害・季節性うつ病・季節性感情障害（ＳＡＤ））が増える傾向にあります。その場合は光線療法によりうつ症状が改善される可能性があるといわれています。

※注：「ある程度の光（光線）を浴びる療法」のこと

35

緑の中のお散歩

うつ予防に限らず、「歩く」ということがさまざまな面で心身の健康によいというのは、一般的に知られていますね。心肺機能があがり体調もよくなり、肥満の改善により生活習慣病予防につながることはもちろんですが、他にも「日々の運動習慣」がある人は、レジリエンス（逆境を乗り越えて回復する力）も高い人が多いということがわかっています。

散歩やウォーキングは通勤、通学、昼休みなどの日常生活の中でとりいれられるので、本書では「歩行瞑想」「イライラエネルギー変換」の項目あたりも参考にして、自分なりに意識して「歩く」を積極的にとりいれてみましょう。

ここではさらに、「緑の中を歩く効果」もご紹介します。

森林など緑の自然の景色は画像や写真をみるだけでもストレスが減るといわれています。たとえば、デスクワーク・在宅ワークに疲れたとき、視界に入るところに緑の景色（自分が気に入ったもの）の写真をかざっておいたり、スマホの待ち受け画面にしておくなどし

関連項目→〔29〕〔55〕

て、ときおり、それをみてリラックスしてもよいでしょう。

また、「30分程度自然の光景を見る」または「自然の中にいる」・「自然の中を散歩する」ということで、ストレスホルモンが減少するということもいわれています。ここでいう「自然」は、近隣の「緑地帯」でも同じ効果があるとのことなので、密を避けて感染予防対策をすれば、住宅街や都市部の方でもできそうですね。

次に「都市の喧騒の中にいる人」と、「自然の中にいる人（森林や海に限らず、緑のある公園でOK）」を比べた研究によると、「自然の中にいた人」のほうが、心拍数が下がり、血圧も下がったという結果もあります。

自然の中で約50分ほど過ごすと、集中力・気分・血圧の改善がみられ、心拍数も落ち着いたという報告もあり、研究チームによると、1日10分程度でも自然にふれる機会をもうけると、心身にメリットがあると推察しています。

「緑のある公園、緑地帯、草木、森」を意識して、休息時間を有効に利用しましょう。

「おこもり時間」が長くなってストレスフルになったときは、窓から緑の景色をみて、葉っぱの1枚に集中して目で追ってみたり、次には違う緑の部分、例えばこんもりした植木に注目してみるなどしてマインドフルネスの要素もとりいれて自分を癒やしてみましょう。

関連項目→〔50〕

36

童心にかえる

重いうつのどん底にいるときには寝床から起き上がる気力も意欲もないので、ひたすら休むことが

最大の治療になります。

その時期をすぎて、少し意欲がもどってくると「□したい」という気持ちが少し出てきます。この□の部分は、人それぞれです。うつ発症前に好きだったこと

——趣味であったり、小さい頃から得意であったりしたことなどが人それぞれあるかと思いますが、そこに注目して

「できることから、焦らずゆっくり、すこしずつ」

「したいと思ったその時に、したいことから」回復していくとよいでしょう。

カラダを動かして体力を維持し、運動することで気持ちも意欲的になるのは確かですが、

例えばラジオ体操を強制的にするのが苦手な人もいますね。

そんなときは、感情の動きや変化もともないながら自然にカラダを動かす「遊び・レクリエーション・ゲーム」をとりいれるとよいでしょう。

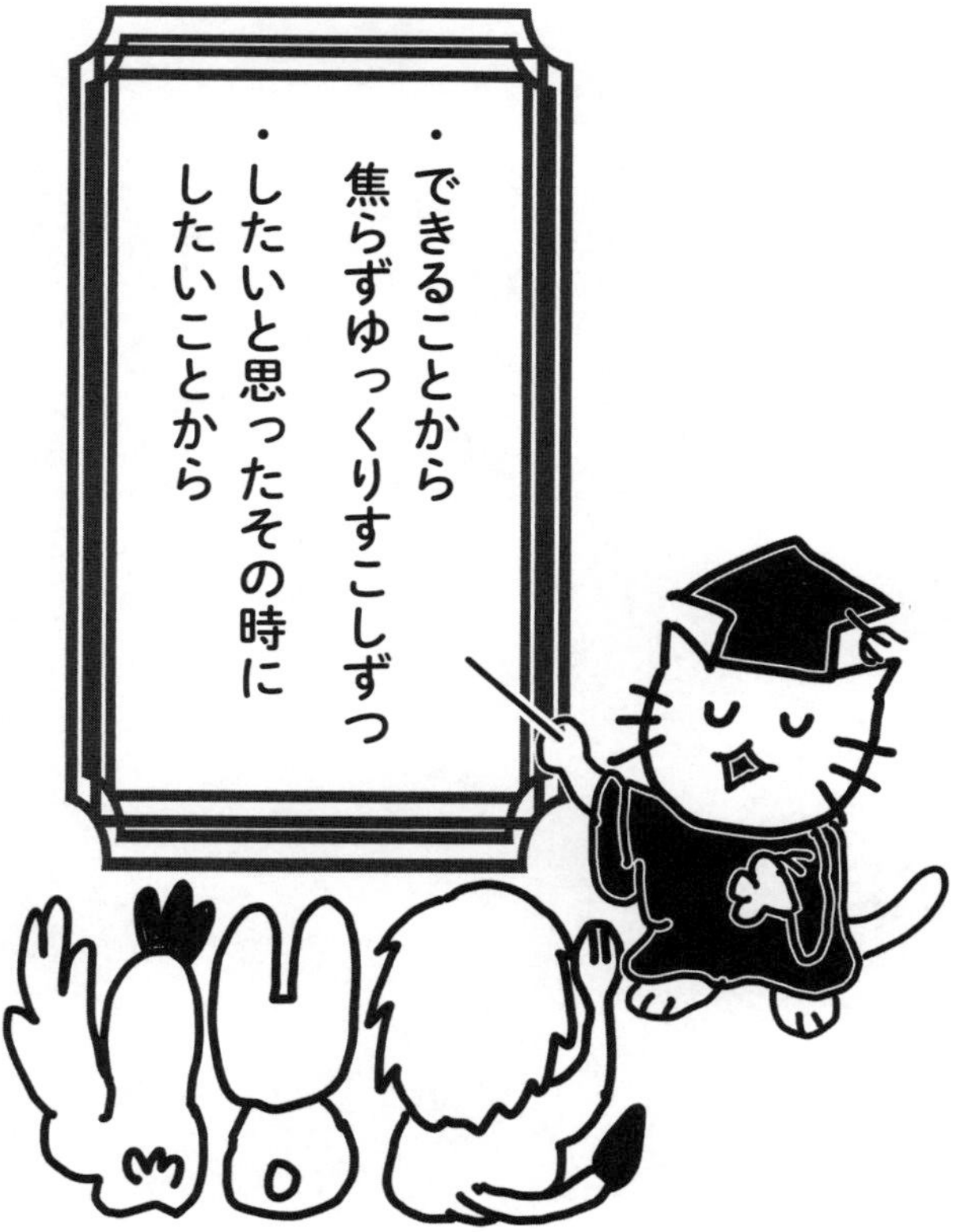
・できることから
焦らずゆっくりすこしずつ
・したいと思ったその時に
したいことから

第Ⅲ章

あそびゴコロは副作用のない無敵のクスリ

37 特別な卓球台なんか不要！こたつテーブル卓球

温泉ホテルなどにもよく卓球台があり浴衣でスリッパ卓球をしたことがある方もいらっしゃいませんか？

確か「卓球温泉」※注という題名で映画の題材にもなった記憶があります。

他、心療内科のロビーに卓球台が設置しているクリニックもあります。精神科のレクやデイケアでもよく行われるスポーツが「卓球」です。

しかし、なにも、特別な卓球台は必要なく、１００円ショップにあるような安いラケットと、玉があればおうちでもできます。

こたつテーブルでもできます！

◆やりかた

① テーブルの上や周囲をかたづける

※注：卓球温泉　監督 山川元　主演 松坂慶子、1998年

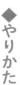

② テーブルの真ん中に、ティッシュBOXのような箱（お菓子の紙箱でも可能）をヨコにして並べ、真ん中に境目を作り、ネットの代わりにする

③ 何回ラリーが続くかという記録に挑戦する

アパートなどで部屋が狭いときは、勝負して相手を負かすのが目的では無く、力の手加減をしたり、相手が打ちやすい球を返すということに集中します。親子であれば、何回ラリーが続くかというゲームなわけですから、親（上手なほう）は、こどもがうちやすい玉を返すのに集中。力を加減するということはなかなか難しいことです。また、相手とお互いに何か一つのことをいっしょに「共同作業」すると、どんな内容であっても、その後、達成感や結束感が高まることがわかっていますが、もれなく、「いっかい、にかい、さんかい…」と数えながら、二人でテーブル卓球をし、「記録をのばす」という共同作業をしていると、やる度《たび》に記録ものび、「二人で達成した感」で盛り上がります。

また、なにかの事情で、あまりうごけない方やお子さんが相手でも、その座ったままのお子さんが、あまり動かなくてもよいように、大人のほう（上手なほう）は相手のラケットにうまくあたるよう動けばよく、互いにひとつの目的にむかってやりとりすることは変

わらないので、外出できない日などには、もってこいの遊びです。極めてシンプルかつ、いざ「やってみると思わず歓声をあげてしまうすご技」レクです。

これも筆者が茶の間の長方形こたつテーブルを利用して長女とよくやっていましたが、動く範囲が狭くてよいので（別段、スマッシュをうつわけではないから）、より狭い部屋でもできました。慣れてくると記録が80、81、82、…というふうにのび、緊張感がありながらも、思わず叫んだり、笑い声が出たりして、ココロもからだも活気がでます。※注

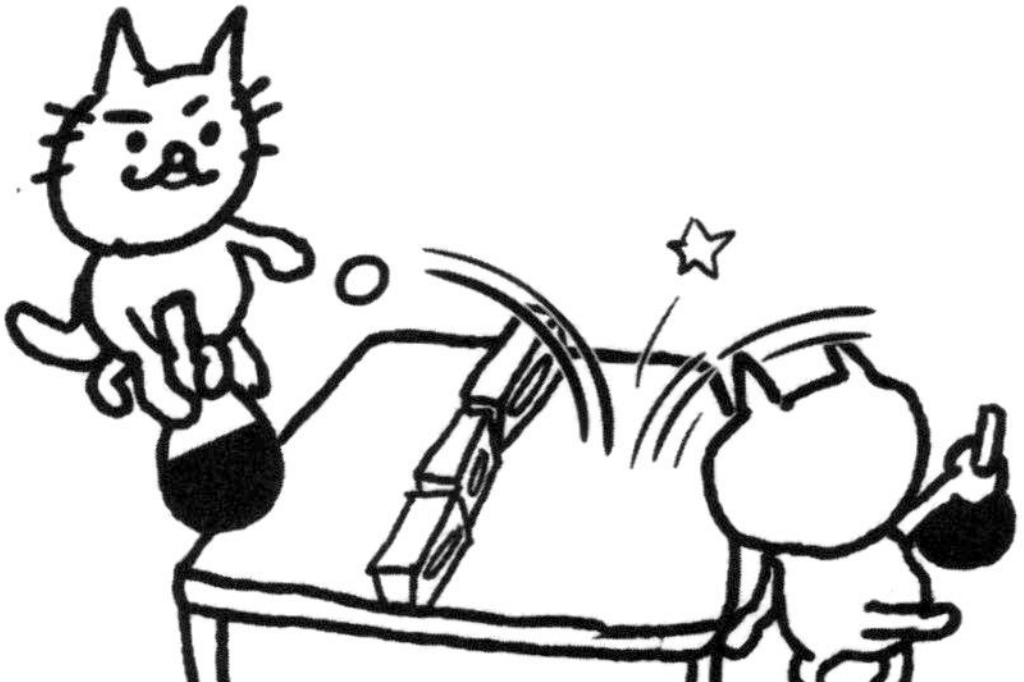

※注：状況に応じて感染対策にご留意ください

38 楽しかった（プラスの気持ちになった）思い出演技ごっこ

～プラスの感情になった思い出を再演！～

この方法はストレスフルな集団に対して、筆者が講師に言った際などに導入などに使うことがあり、好評だったので、ご紹介。

大人の方々に、ちいさいころから今までで、「楽しかった・嬉しかった・喜んだ思い出は？」と聞き、思いついた出来事を、再度体現（演技）してもらうというものです。

家族間や保育・教育現場など、室内でおこなえるアレンジ方法を具体的に説明します。

参加者（家族間や親子でおこなっても可）や、あるいは、自問自答の一人で…でもよいのですが、ちいさいころから今までで、「楽しかった・嬉しかった・喜んだ」思い出は？と聞いてみます。（自分一人であれば自分に問うてみてください）

すると、たとえば、

「かくれんぼしたこと」

とか、「小学校の競走で一等賞をとったとき」とか、

「お母さんの手作りの甘い卵焼きがとても美味しくてそのときのこんな会話が楽しかった」とか、

「砂場でお山づくりをしたこと」

とか、とっさに思いつく人もいるでしょうし、自問自答してみると、「レゴブロックで宇宙船を作って、みんなにほめられたことかな」と思い出したりもします。

集団の場合は、その他人の思い出を聞いて「ふんふん、そうなのか、へー」と頷いてきいてあげるだけでも、話している方にとっては、「こんなことでも聞いてくれる人がいる」と嬉しく思えるので、他者の「嬉しかった思い出」を頷いたり相づちをうって、否定せず、聞いてあげましょう。

醍醐味はその次で、各々話してもらったあと（家族であれば、親も子どもも話して、一巡したあと）、今度はそのときの行動や仕草を、再演してもらいます。

道具は不要です。

「ピアノの大会で入賞したこと」

というような思い出を上げたならばまさに「エアピアノ演奏」になります。

物がなくても、あるふりをして、パントマイムのように、演じます。

具体的にもうひとつ例をあげましょう。

「小学校3年生くらいのときかけっこで、1等賞をとった。そのとき、すごく嬉しかった」と言う人は、その場で、「いちについてー、よーい、ドン！」と言って、その場で全力で走るマネをして、「ゴール」!!と言って、テープをきる様子や、万歳、ハイタッチ、空にむかってガッツポーズをとるなど、その時の嬉しかった出来事をその場で演じます。

聞いている人が他に複数いたとしたら、観客となり、拍手をするなどして、エキストラ役を積極的にやってあげましょう。

全員終わったら、照れを通り越して、なぜか気分が良くなっているはず。

これは、れっきとした心理療法の一環でもあります。

人間、ポーズをとったり、ある姿勢をとったりすると、その行動やポーズにみあった感情がついてくるということが言われており、それを利用した療法です。

演技の研究分野でも科学的に実証されています。

例えば姿勢や体勢の実験について次のような例があります。

二人組になって、わざと大きな体の人間に見下ろされて、その足下《あしもと》で土下座をしたり、号泣するマネをしてみてください。

すると、演技であったはずなのに、見下ろした役の人間は、なんとなく、偉くなったような気持ちや、その人をいじめているような感情がわいてきます。また、反対に見下ろされている役の人はなんとなく、悲しくてやりきれない感情がわいてくるという現象です。

これほど、「姿勢」や「態度」「ポーズ」は心理的に影響を及ぼすのです。

その理論を利用して、とりあえず、自分が楽しいと心の底から思ったときの「行動」をまず演じて体で表現してみましょう。

ガッツポーズをとって空にむかって万歳をしていると、そのときの楽しくて嬉しかった感情がついてくるというぐあいです。

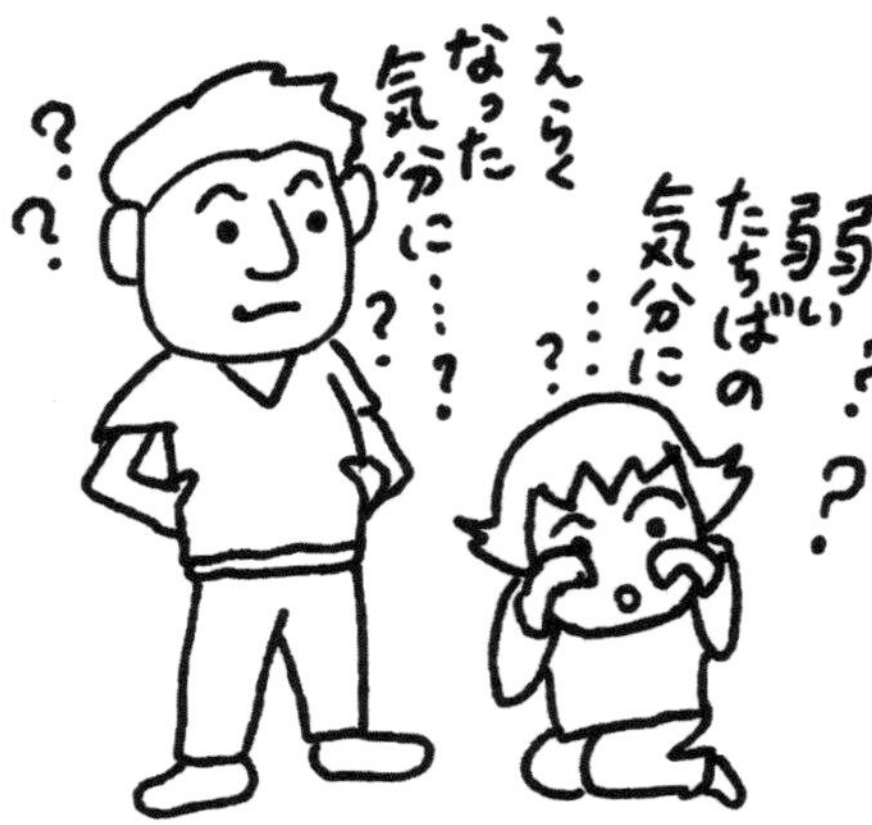

えらくなった気分に…
弱いたちばの気分に…

39

こどものとき楽しくて没頭した遊びをしてみる

こどものころ損得考えず、無心に没頭した遊びがそれぞれあったと思います。ストレスをかんじたときや、「おこもり時間」に疲れたときなど、その遊びを思い出して、子どもの頃にかえったように遊んでみてもよいでしょう。たとえば、お絵かき・らくがき・レゴブロック遊び・プラモデル・粘土遊び・塗り絵などです。

本書は文章を書いた筆者自らイラストも描きました。あなたの気分にあわせてぜひカラフルに色をつけてご利用していただくと嬉しいです！

イラストは縁起の良い「昇り龍」と、神秘的な「曼荼羅《まんだら》」アートをミックスしてみました。自分だけの守護カードを作ってもＯＫです！

自分の運気も急上昇!?
オンリーワンの守護カード塗り絵

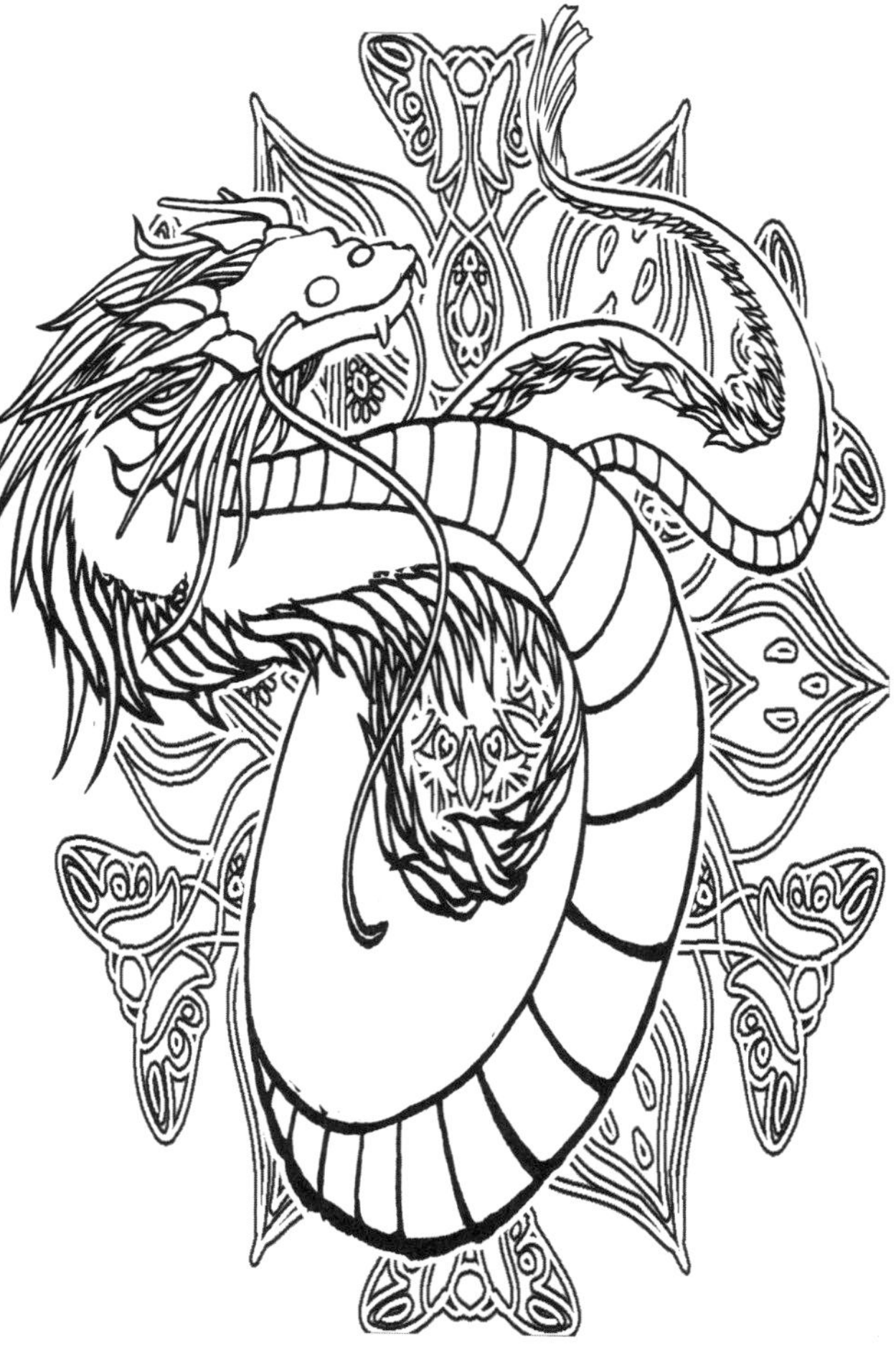

第Ⅳ章

3分でできる
超簡単
疲れをトルトレ！

在宅ワークや勉強で座りっぱなしになることが多い昨今。「座りっぱなし」をあなどるナカレ、です。

「座りっぱなし」は血流も滞り、身体にも脳にも疲労が蓄積し、悪影響を及ぼします。（参考152ページ）

また、パソコン・スマホ・家事などで、下ばかりみている姿勢や生活は、猫背やストレートネック※注による肩こり・首のこり・頭痛にもつながります。胸が開いていない状態は呼吸も浅くなりがち。

そこで、座ってできるorタオル1本でできる、短時間トレーニングをご紹介します。

超簡単にして超強力なトレーニングを
スキマ時間にやってみよう！

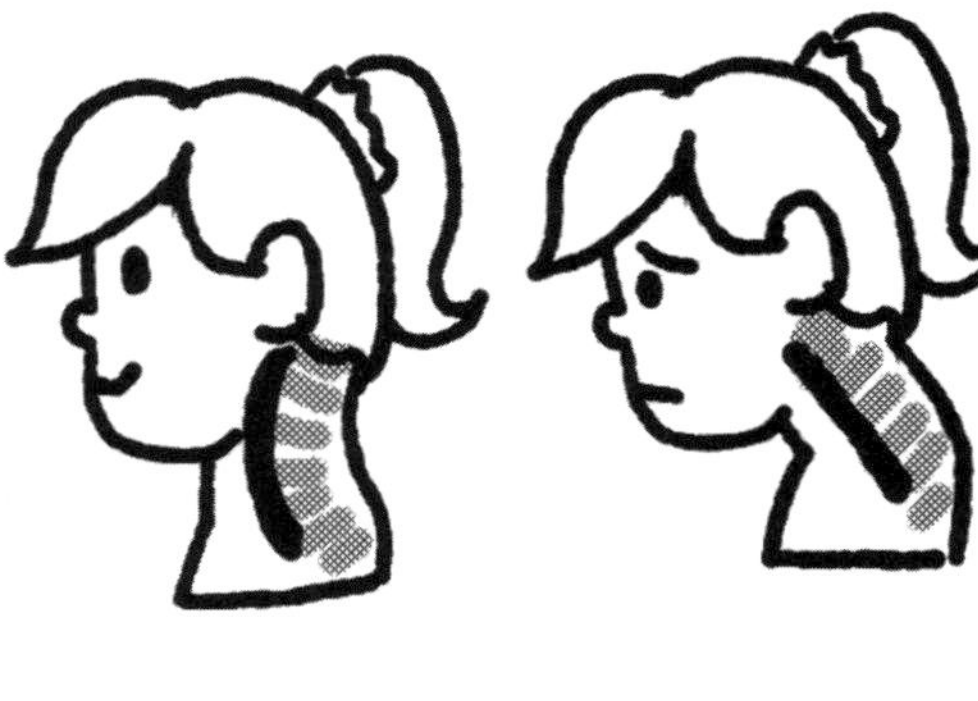

関連ページ→ 152ページ

※注：ストレートネック：正常な首は横からみると「く」の字のようにゆるくカーブしていますが、うつむいた姿勢や猫背の姿勢が続くと、重い頭を支える首に負担がかかっていくため、このカーブがなくなり、真っ直ぐになってしまいます。この状態がストレートネックです。

40
肩まわり　すとん

まずは、大きな筋肉をほぐしてリラックスさせ、徐々に首まわりの繊細な部分をほぐしてスッキリしましょう。椅子に座ったままでOK。

デスクワークやスマホ・PC画面をみる時間が長くなっているといつのまにか猫背になっていたり下ばかり向いている姿勢になったりしています。

夕方、ふと、肩甲骨まわりを朝から全く動かしていない自分に気づくかもしれません。

関連項目→〔41〕〔42〕〔43〕〔44〕

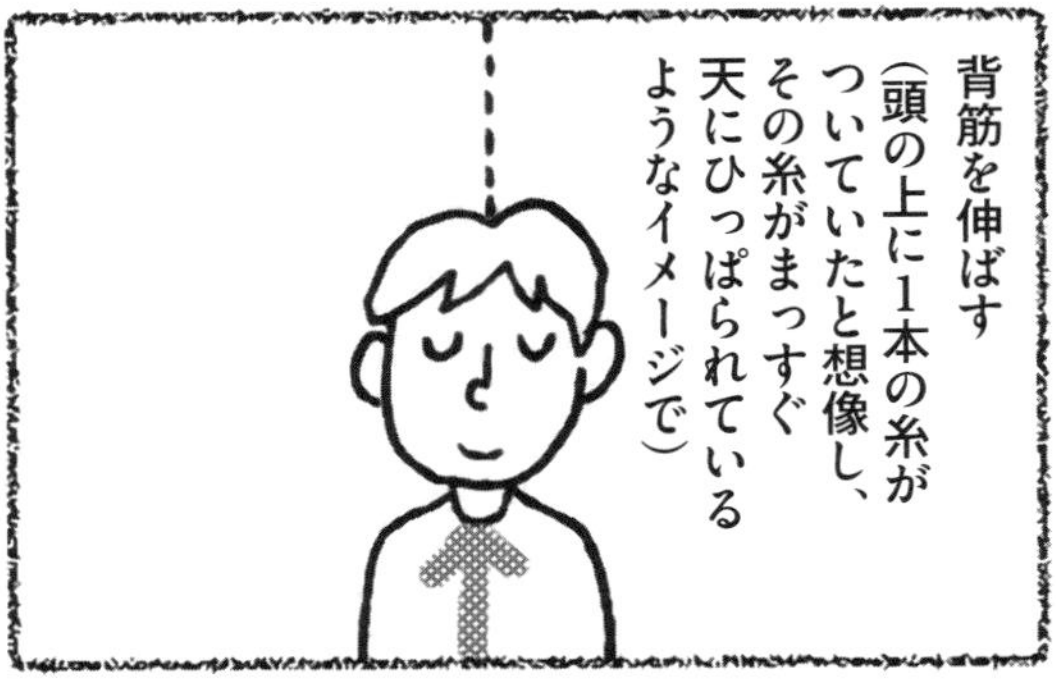
背筋を伸ばす
(頭の上に1本の糸が
ついていたと想像し、
その糸がまっすぐ
天にひっぱられている
ようなイメージで)

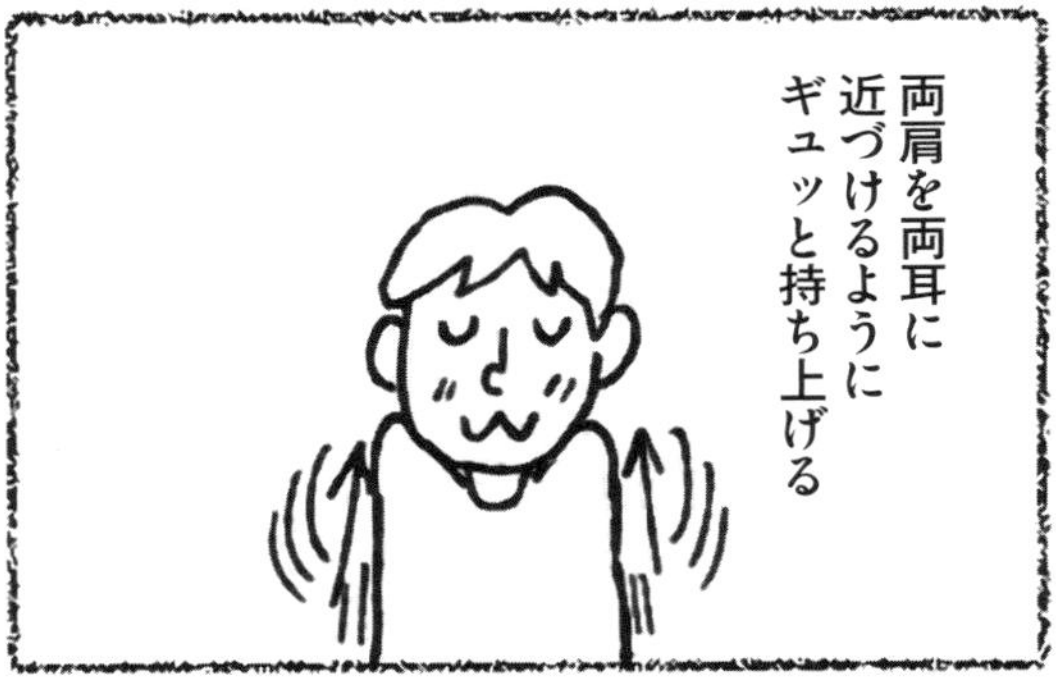
両肩を両耳に
近づけるように
ギュッと持ち上げる

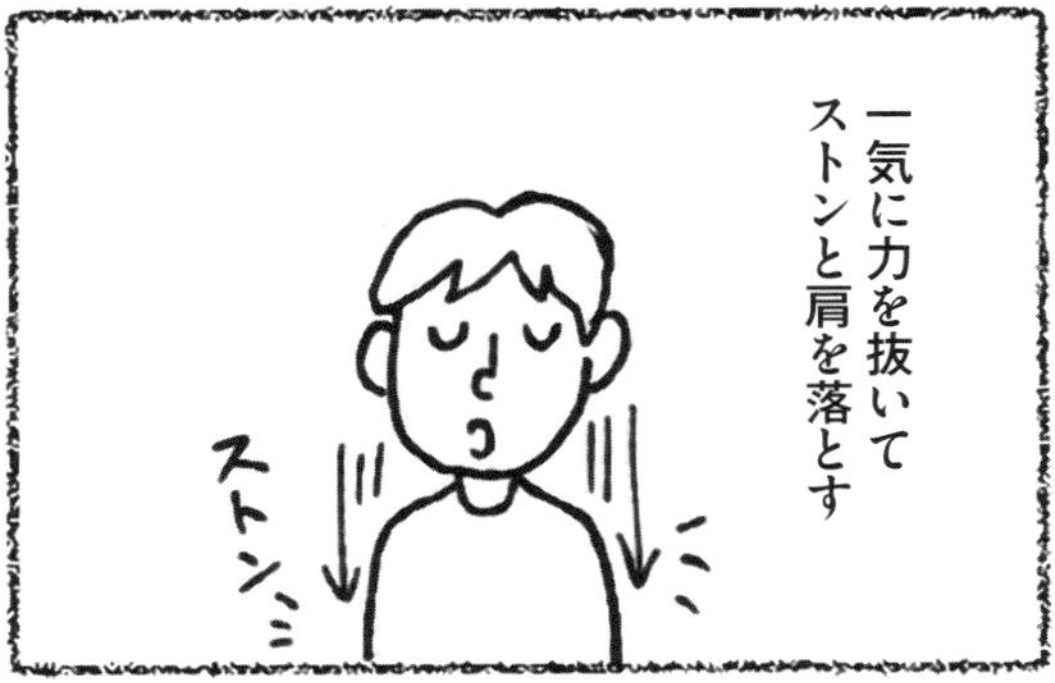
一気に力を抜いて
ストンと肩を落とす
ストン

5回ほど繰り返す

41 肩《けん》甲《こう》骨《こつ》まわりゴリゴリ解消

①
浅めに椅子に座る
後ろで両手を組む

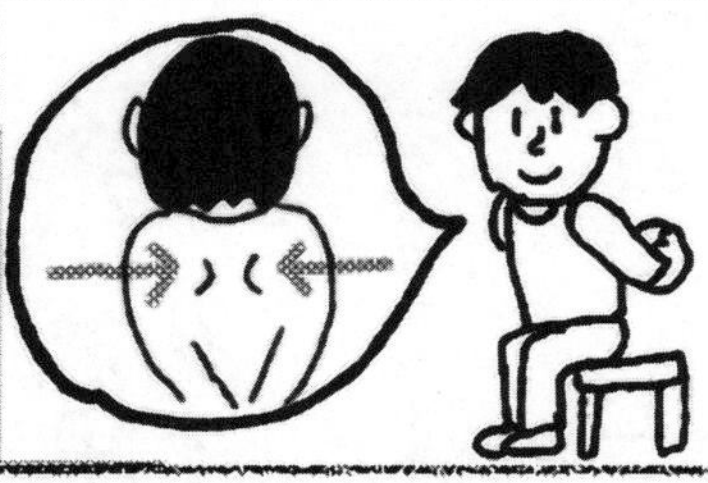

②
そのままゆっくり
背筋を伸ばす

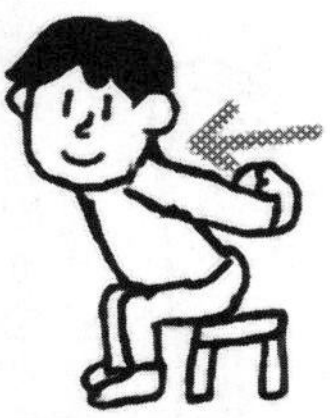

胸が広がる、または、背中の肩甲骨が寄せられるような感じになる。この段階でも、ふだんから背中がまるまっている人は、肩甲骨まわりがかたまっているので、肩まわりが「ゴリゴリ」する感じがする人もいます。

③
②の姿勢のまま、上体をゆっくり倒して前傾姿勢をとる

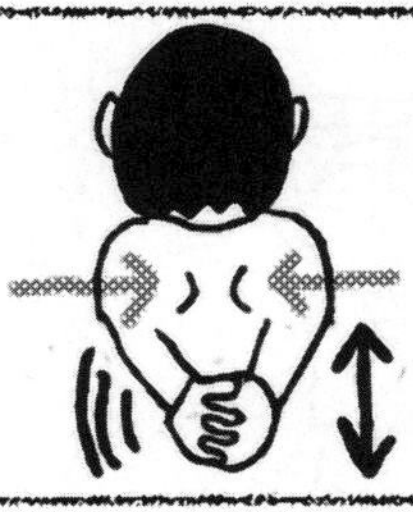

自分の無理の無い範囲で、気持ちよく伸びる限界を探りながらおこなう

④
③ができる人や、③で慣れた人は、前傾したまま、

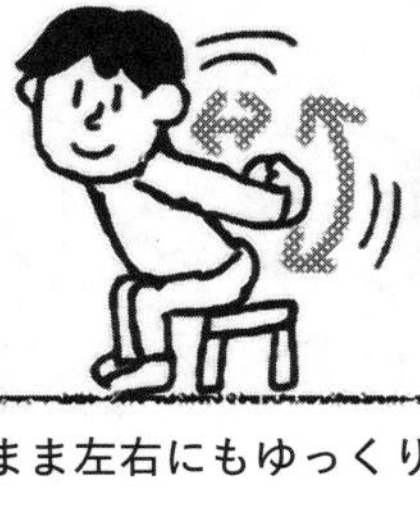

後ろに組んだ両手をゆっくり大きく上方向や下方向に動かして少しずつ肩甲骨まわりをほぐしていく

慣れたら、組んだまま左右にもゆっくり動かしてみる

関連項目→〔40〕〔42〕〔43〕〔44〕

42

肩《けん》甲《こう》骨《こつ》まわり タオル1本ほぐし技

フェイスタオル1本用意して肩周りを大きくほぐしていきましょう。

① 周りにぶつかるものがない場所で背筋を伸ばして立つ

② 両足を腰幅よりやや広めに開きしっかり足裏全体に体重を均等に乗せます

③ フェイスタオルの両端を肩幅よりやや広めに両手で持つ

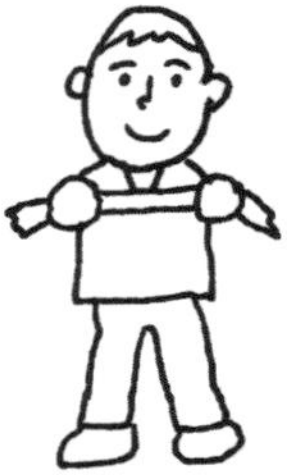

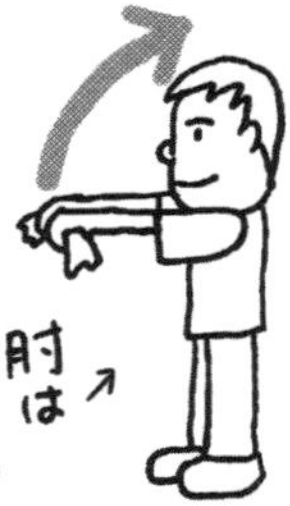

④ そのまま、ゆっくり息を吸いながら頭の上にばんざいするように持っていく（このとき、両手は若干タオルを引っ張りながら持っていくと、ほどよい負荷がかかってよい）

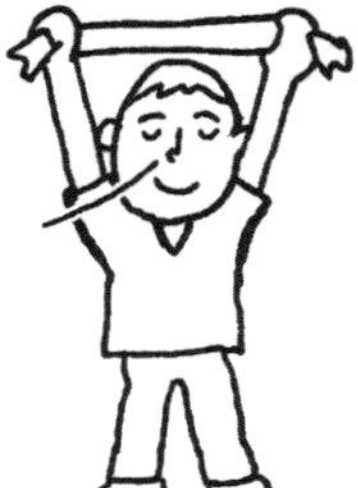

⑤ ④の状態から今度は息を吐きながら、ゆっくりひじを90度に曲げて頭の後ろに引き下ろす

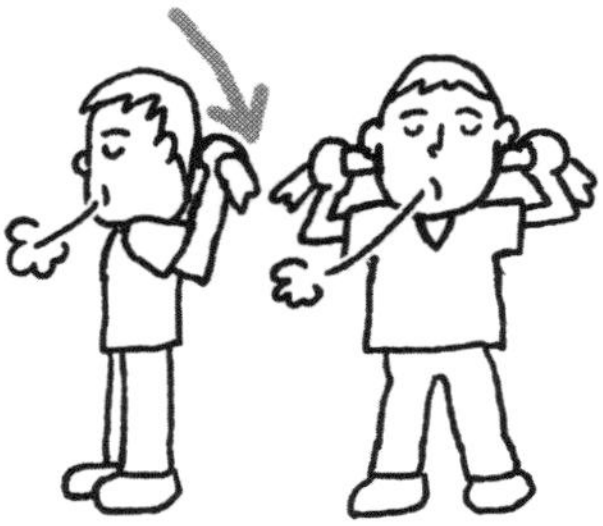

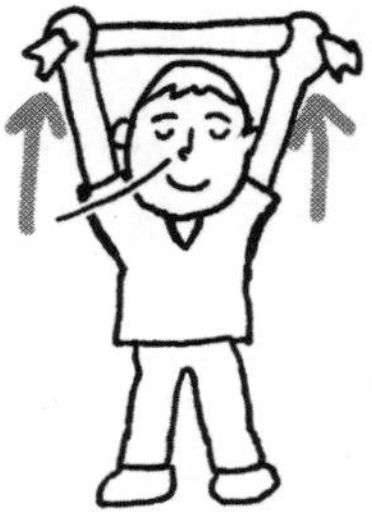

⑥　⑤の状態から今度はゆっくり息を吸いながらバンザイの④の姿勢になる

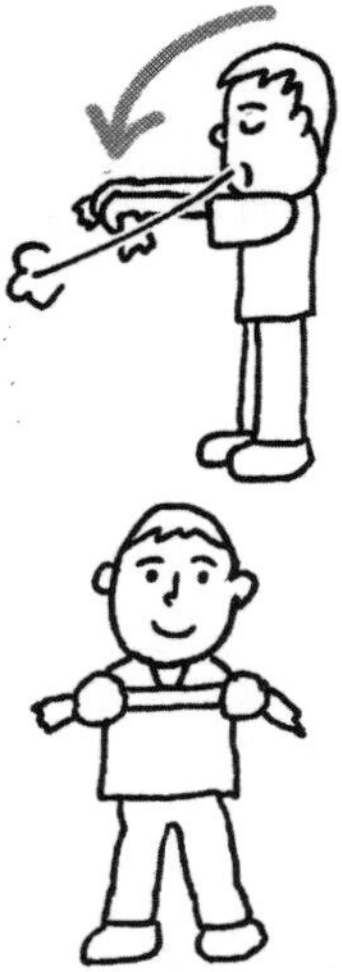

⑦　⑥の状態から息を吐きながらゆっくり③に戻る

できる範囲で5回から10回やってみましょう。

ふだん猫背やストレートネックになっている人、肩や首のこりがある人は肩周りがカタくなっているのでなかなかキツく感じる方もいると思います。

ゆっくり少しずつ自分の限界を探りながらおこなってください。

この体操をする前と後では肩の「ゴリゴリ感」がだいぶほぐれて、肩周りの動きがよくなっていると思います。この「胸を開く」感じを普段から意識しておくとよいでしょう。

「あ、いま、胸が閉じているな、開いてみよう」というふうにです。

スキマ時間をつかってほぐしてみてください。

関連項目→〔40〕〔41〕〔43〕〔44〕

43

首すじ・のどまわりストレッチ

首の頸椎はとても繊細なので、ストレッチはゆっくり、少しずつ、ていねいに、気持ちの良い範囲を自分で慎重にさぐりながらおこないましょう。

過去に首まわりの怪我や病気をしている方は行う前にかかりつけの専門家に相談してからおこなってください。違和感や痛みを感じたらやめましょう。

まず、〔40〕～〔42〕で、大きな肩周りの筋肉をほぐしたあとにおこないます。

立っても座っていてもOK

やりかた

① 胸をはって、背筋を伸ばす。目線はまっすぐ。

② できるだけ両肩の高さが変わらないように意識して、ゆっくり頭を左に倒します。左耳を左肩に持っていくような感じをイメージしてもよいでしょう。顔の向きもうつむか

関連項目→〔40〕〔41〕〔42〕〔44〕

ないようにします。

③ ゆっくりもとの真ん中に戻します

④ 今度は反対の右側に同じように頭を倒す

⑤ ゆっくりもとにもどす

これを数回ゆっくり繰り返します。

首の横が伸びているなあと感じると思います。

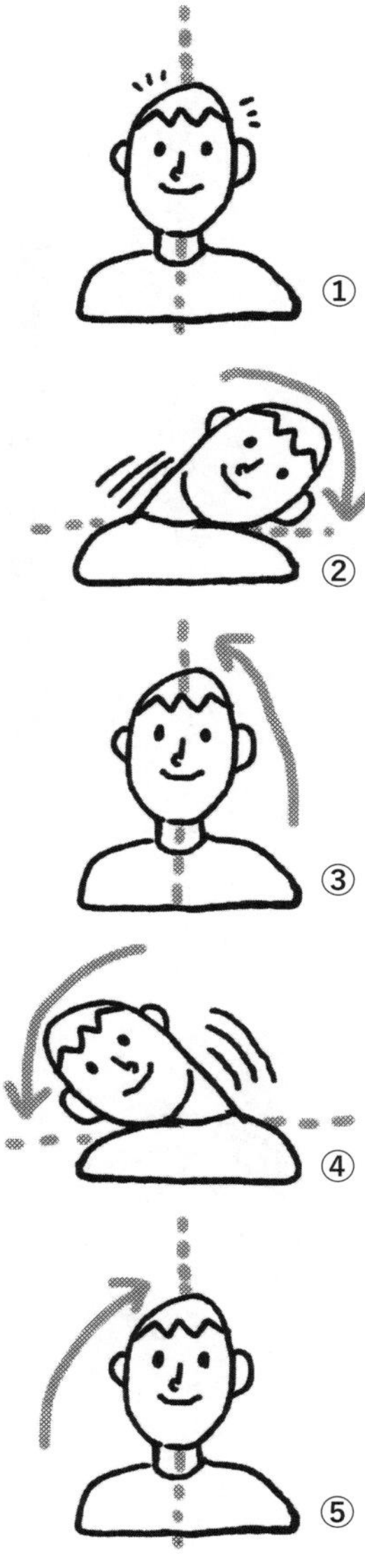

44 首すじ・のどまわりストレッチアレンジ

〔43〕ができたら少し負荷をかけてアレンジしてみましょう。

やりかた

① 胸をはって、背筋を伸ばします。目線はまっすぐ。

② 左手を頭の上、やや右にあてる。

③ ゆっくり頭を左に倒す（自分なりの気持ちよい伸びを感じる範囲で、頭にあてた左手で頭をやや押すようにして、右の首周りから右の肩あたりの伸びを感じてください）。

このとき若干、右手を下に伸ばすようにすると、更に右首から肩の伸びを感じます♥

④ ゆっくり頭をもどし、手を静かに下ろす

⑤ 反対側も手を変えて同じようにおこない、数回繰り返す

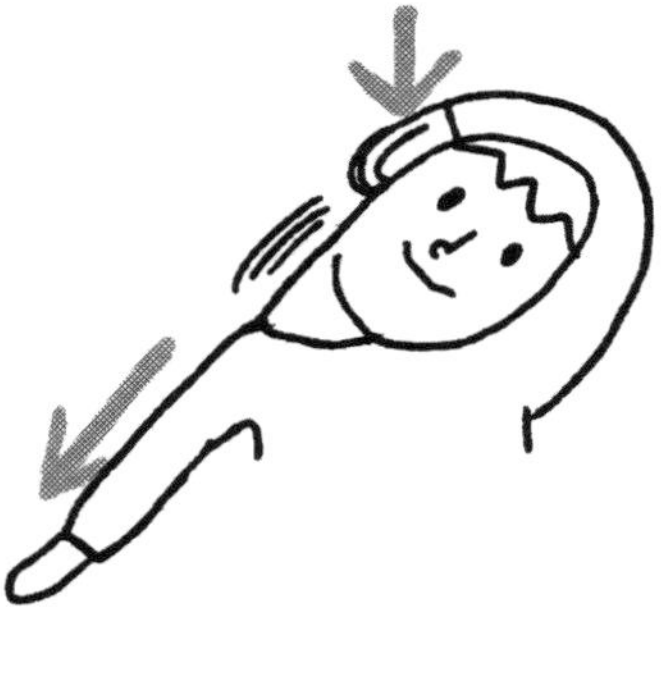

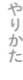

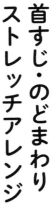

関連項目→〔43〕

45 ふくらはぎむくみ改善エクササイズ 自分の膝頭《ひざがしら》がマッサージ師！

椅子に座っておこないます。

やりかた

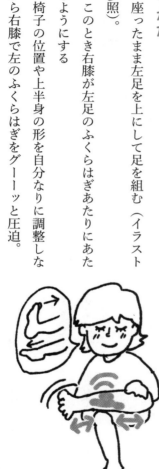

① 座ったまま左足を上にして足を組む（イラスト参照）。
　このとき右膝が左足のふくらはぎあたりにあたるようにする

② 椅子の位置や上半身の形を自分なりに調整しながら右膝で左のふくらはぎをグーーッと圧迫。

③ そのまま上に乗せた左足首をそらせたり伸ばしたり、ゆっくり回してみましょう。

関連項目→〔46〕

筆者自身もそうですが、お腹や太もものぽっちゃりがじゃまをしてうまくできないときは、空いている手をつかって足首を回したり、乗せているほうのあしを手で軽くささえたり抑えたりしてもよいでしょう。椅子の位置や、腰かける深さも調節してみてください。

④　右の膝頭を使って、乗せている足のふくらはぎをほぐすようなイメージです。膝が当たっているふくらはぎの位置をずらして、ふくらはぎがこっている部分や気持ちのよい「ツボ」を発見してみましょう。

反対側も同じようにやってみます。

解説

「ふくらはぎ」は第二の心臓と言われています。

その理由は、足先から重力にさからって心臓へ戻ろうとする静脈の血液を、ふくらはぎの筋肉がポンプのような働きをして心臓にもどす大事な役目を果たしているからです。

デスクワークが長く続き、座ってばかりいると、夕方には足がむくんでパンパンになりませんか。

そのような生活が続くと足や下半身に血液のかたまり（血栓《けっせん》）ができ、それが血流にのって肺や心臓付近の血管につまり、胸の痛みや呼吸困難、循環器不全という危険な状態を引き起こす可能性があります。

俗にいう「エコノミー症候群（肺血栓塞栓症《はいけっせんそくせんしょう》）」です。

――ぜひ、ふだんから気持ちよくふくらはぎのエクササイズをおこなってみてください。

関連ページ→ 142ページ

46

ふくらはぎ＋ふともも欲張り筋トレ

座っておこないます。

ふくらはぎのむくみ対策に加えて、ふとももの筋トレにもなるお手軽かつ効率的な簡単筋トレです。

初心者で3分も続けられたらすごい！と拍手をおくれるくらい「効く〜！」と実感できます。

関連項目→〔45〕

やりかた

① 椅子に浅めに腰掛けて胸を張り姿勢を正す。

② 両足裏全体が床についている状態から、その両足指先のみをグーーッと思い切り自分のほうに向ける（これだけでもアキレス腱やふくらはぎが伸びている感じがする）

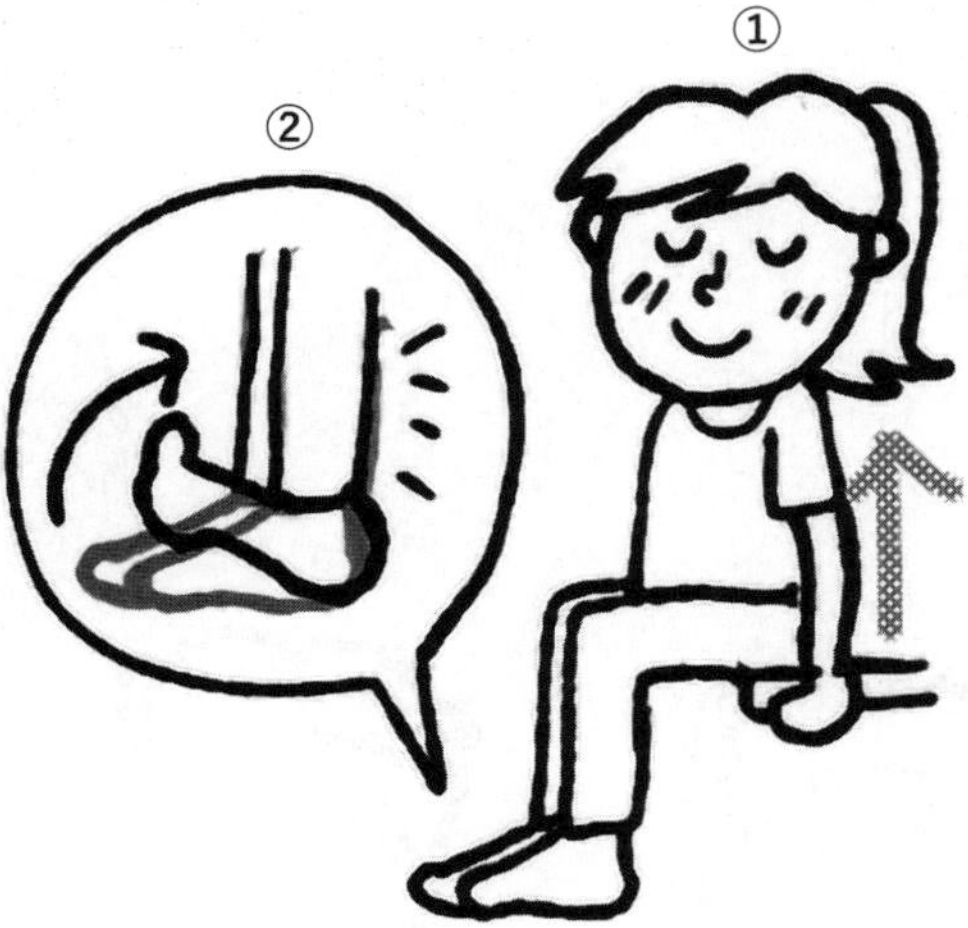

③　さらにそのまま、両かかとをお尻（の下の椅子裏）にポンッとつけて、また①の体勢に戻す

④　これをすばやく繰り返す
繰り返しながら、椅子に腰掛ける浅さや①になったときの両足の開き具合を調節し、上半身がグラグラしないようにお腹に力をいれておこないます

いかがでしょうか。これはたった3分続けるだけでも太ももに効く筋トレで、汗をかくくらい効果を感じることができると思います。

オフィスのデスク下や、勉強中の休み時間にも座ったままできるのでオススメです。

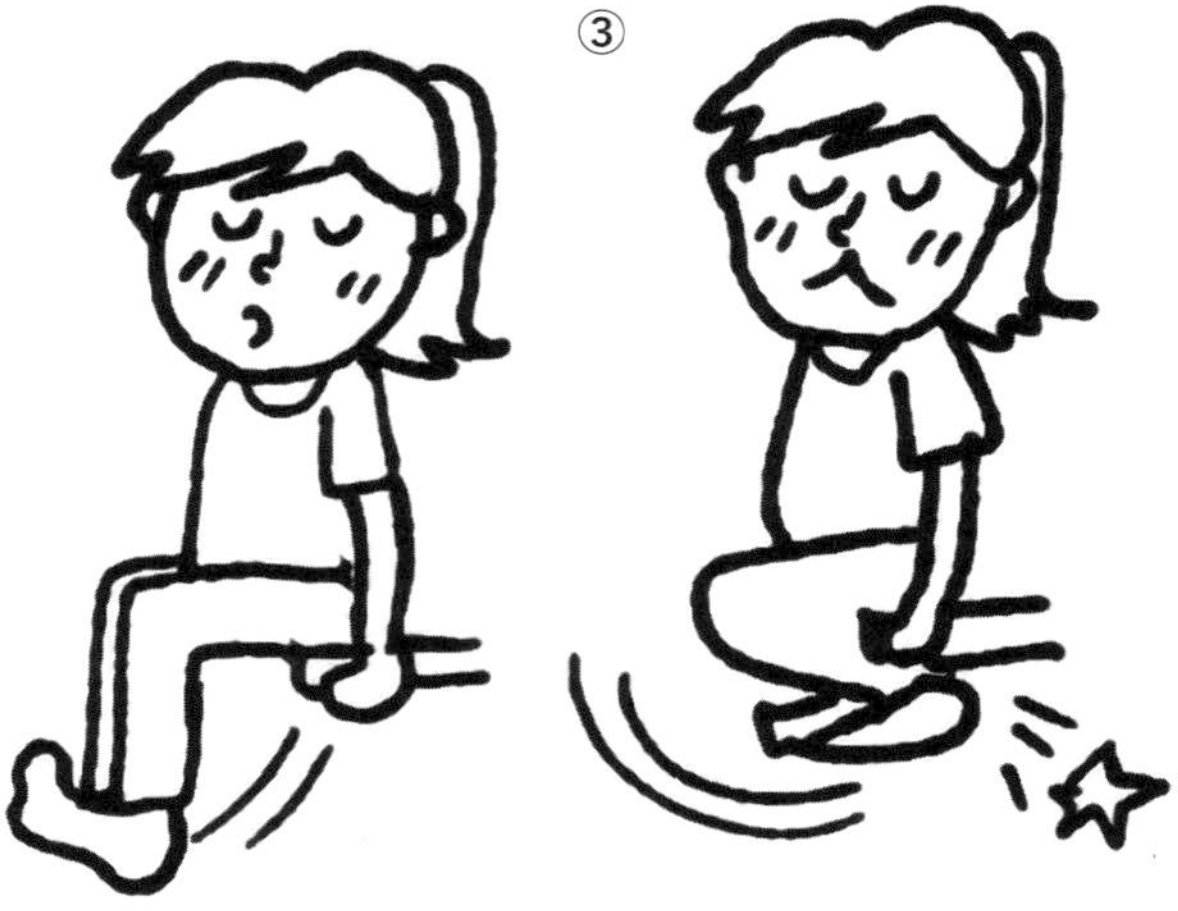

47 イスに座って四股ふみ体操 股関節まわりの血流循環アップ！

椅子に座ってOK。

やりかた

① 椅子に浅く座る

② 膝をひらいて、両つま先は外側に。
下半身はおすもうさんが四股をふむようなかたちになっています

③ おのおのの両膝に両手をおき、背筋を伸ばす

④ 息をゆっくり吐きながら、そのままゆっくり上半身を倒していき前傾姿勢に。
このとき、両膝においた手で、膝を外側にひらくようにする

⑤ 息を吸いながらゆっくり②の体勢に戻る
膝や股関節の開き具合、上半身の前傾を調整して、自分なりの「ほどよく気持ちのよい

加減」を探りながらおこなってください。

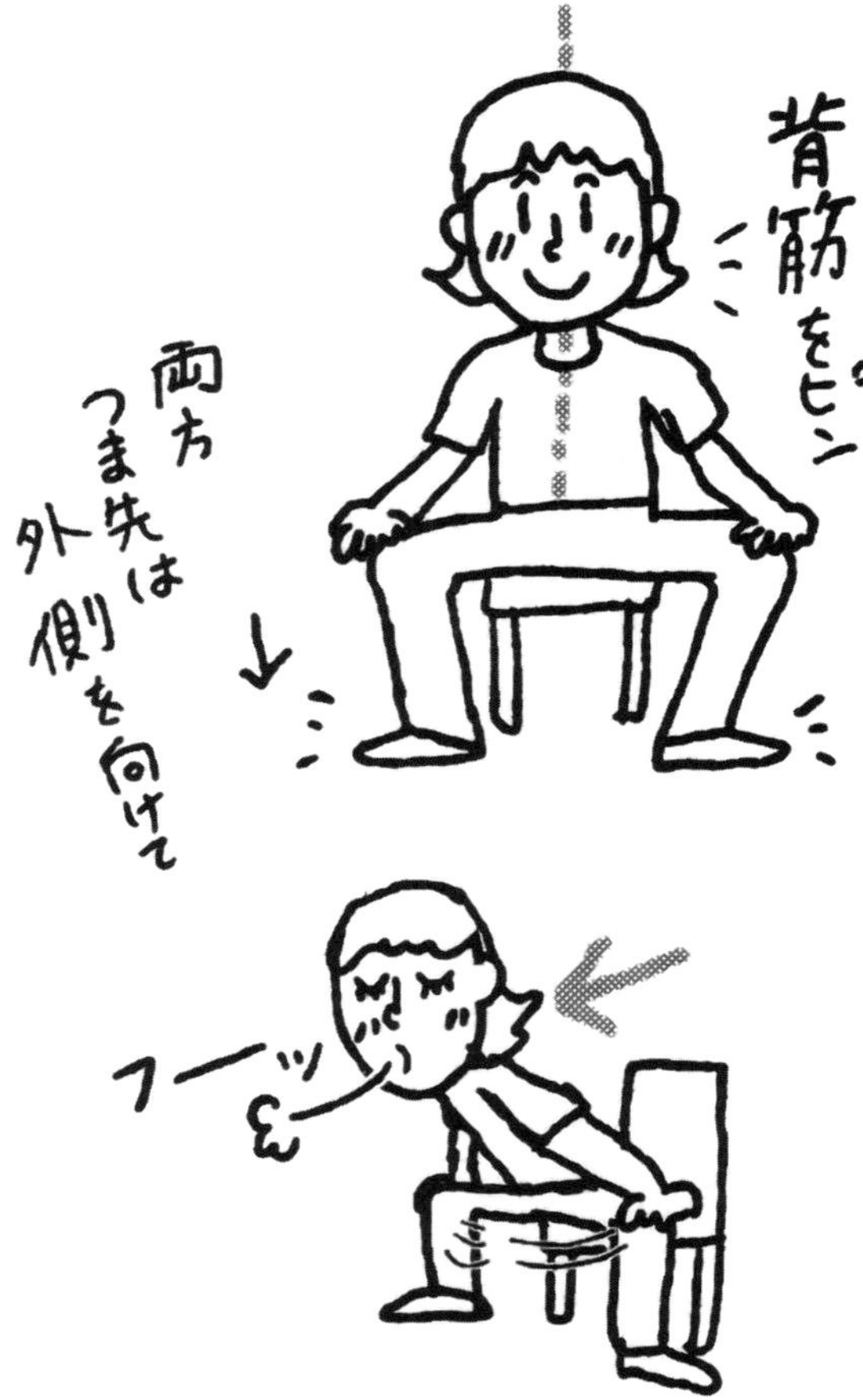
背筋をピン
両方つま先は外側を向けて
フーッ

48 目からウロコの「腹筋エクササイズ！」まずは基本をおさえよう

〜「腹筋した」と言って「腰」「首」が痛くなる人は、やりかたをまちがっています！〜

あなたの「腹筋」を鍛えるイメージとはどのような感じでしょうか。

よくある「部活」での厳しい特訓場面を思い浮かべて「腹筋運動は無理」というふうに諦めていませんか？

そんなあなたでも大丈夫！

そもそも「腹筋」を鍛える際に「首・腰」が痛くなる方法は間違っていることが多いのです。

ここでは「腹筋トレーニング、基本のき！」をご紹介します。

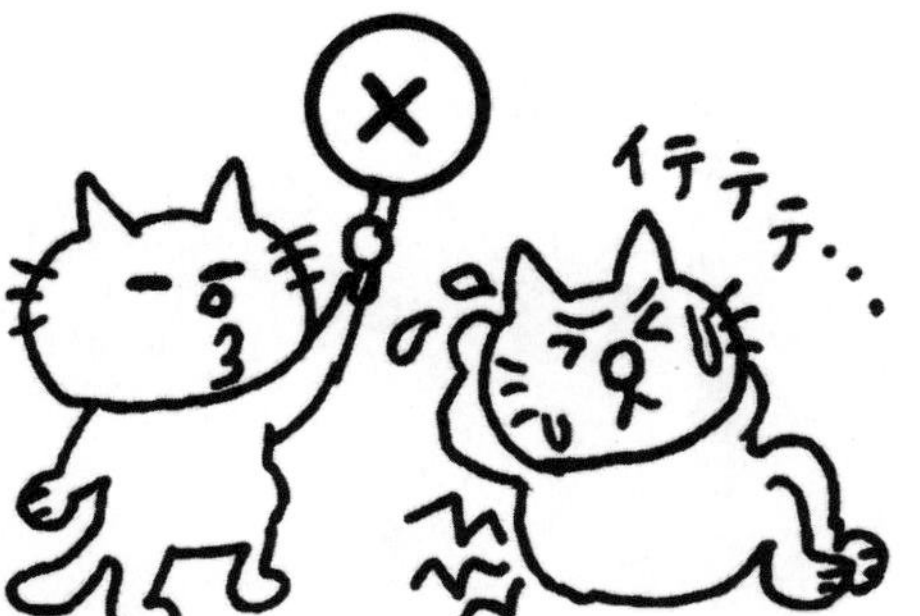

関連項目→〔49〕

お腹のお肉がつかえてしまうぽっちゃりさんでもOK!
…では始めましょう。

やりかた

①　ゆっくり床に(ヨガマットなどを敷いて)あおむけに寝る。
足をのばしてリラックス。
(この状態で、腰と床の間にアーチ状のすきまが少しできていると思います)

②　両手の平を下にして、①でできたすきまにその手を差込み、その隙間を埋めるような気持ちで、腰でグーーッと手の甲を押す
(お腹に力が入ると思います)

③　手を差込み、お腹に力を入れ、腰のアーチのすきまを埋めた②の状態のまま、ゆっくり膝を立てる
そのとき、クッと顎を引いて、おへそをみるようにする

④　③の状態からみぞおちのあたりを基点にするようなイメージで、腰はマットにつたまま、胸から上を床から持ち上げる

⑤ 持ち上げた状態で3秒キープ

⑥ ゆっくり上半身を床に戻す

これを数回繰り返す

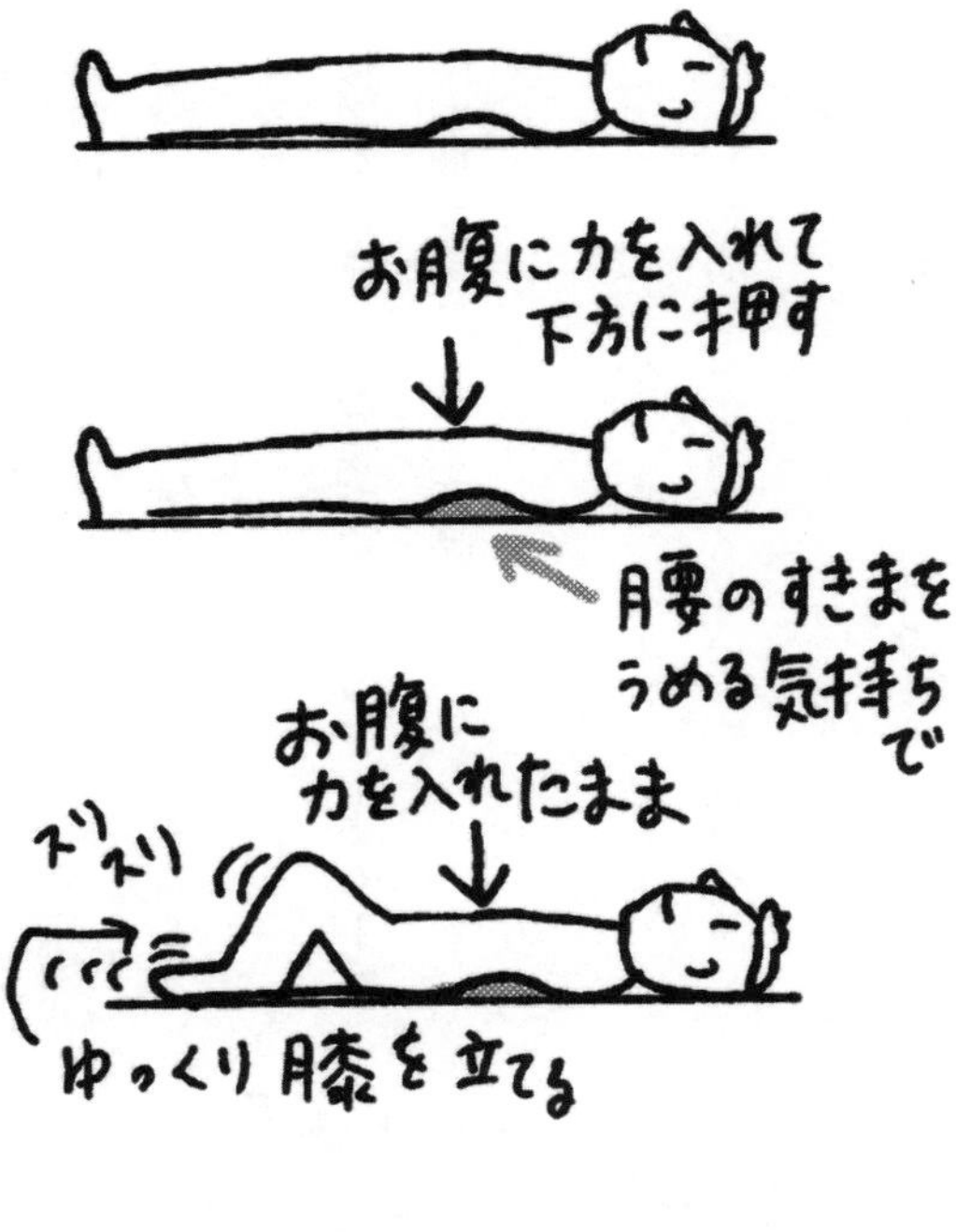
お腹に力を入れて
下方に押す
腰のすきまを
うめる気持ちで
お腹に
力を入れたまま
ズリズリ
ゆっくり膝を立てる

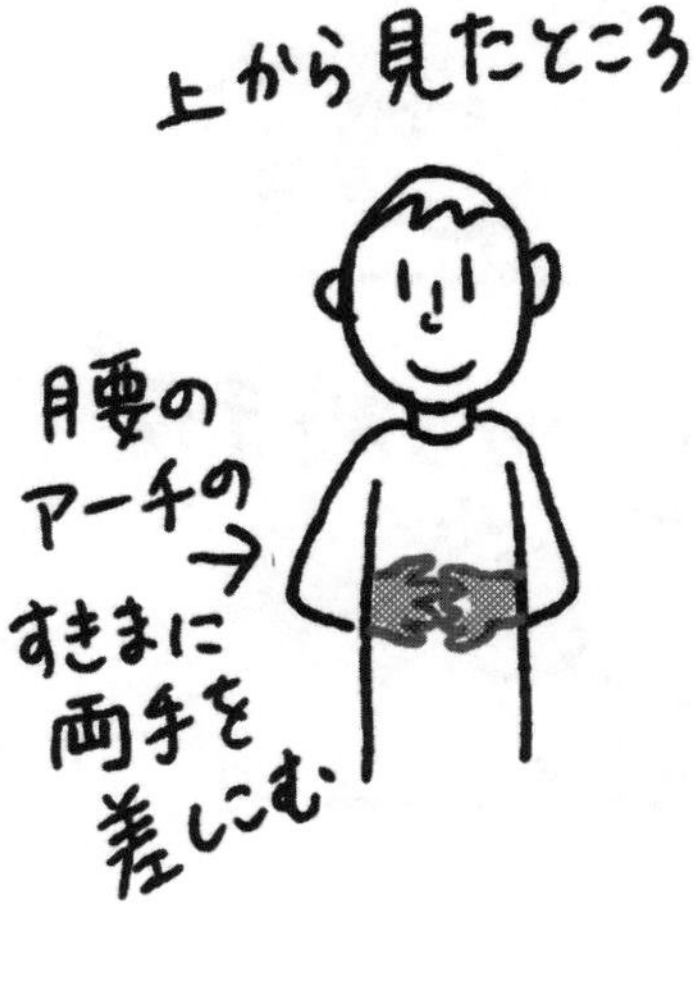
上から見たところ
腰の
アーチの
すきまに
両手を
差しこむ

コツ

・呼吸はとめない
・「頭」は「首」ではなくお腹で維持するイメージで
・腹筋を意識してお腹で腰の下のアーチや手の甲を押す感覚を常に意識する

ここで、最初は①〜③までしかできなくてもOK！　腹筋に力を入れるという感覚をつかんでください。

徐々に④ができるようになります。

するとだんだん胸を高く持ち上げられるようになり、3秒キープもできるようになりますが、③まででも充分腹筋に効いています。

お腹に力を入れたまま あご引いて
へそ見る

胸から上を持ち上げて3秒キープ

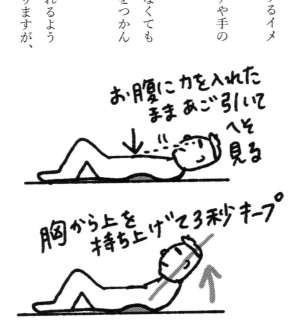

マイ暗記Point

順番は重要です。間違えると、腰や首が痛くなります。筆者は、次の各単語を韻《いん》を踏んで暗記しながらおこない、自然とからだに覚え込ませました。

・手の甲入れる↓・お腹で手を押す↓・膝立て↓・顎《あご》引く↓・へそみる↓・胸持ち上げて↓キープ↓・戻る

49 腹筋エクササイズ進化版

〈48〉の腹筋のコツ：基本を会得《えとく》できたらこっちのもの。

次の段階へＧＯ！

先ほどの「腹筋のコツ；基本のき！」で③の手を差込み、お腹に力を入れ、腰のアーチのすきまを埋めた②の状態のまま、ゆっくり膝を立て、

そのとき、クッと顎を引いて、おへそをみるようにする

…までいったときに次、

そっと、両手を太ももにおきます

←

腰の隙間を埋めるようにお腹に力を入れて

呼吸は止めずに

関連項目→〔48〕

顎引いて
へそみて
手をスリスリと膝までずらしていく
手を戻して10回程度繰り返す

いかがでしょう。
腹筋基本のき！を守り、腹圧をかけながら
正しい「腹筋」トレーニングをすれば、姿勢を保つ筋肉
を鍛えるので「腰痛予防」にもなります。

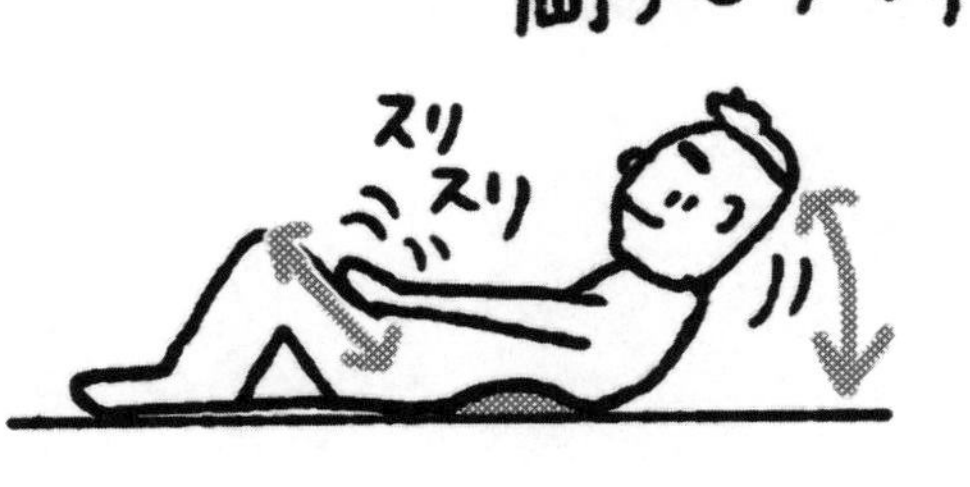
お腹に力を入れたまま
両手をずらす
スリ
スリ

第V章

LET'S
マインドフルネス

マインドフルネスってそもそもなんだ？

ざっくり説明するとマインドフルネスとは「今この瞬間の体験に意図的に意識を向け、評価にとらわれない状態でただひたすらに観る（見る・聞く・嗅ぐ・味わう・触る…を含む）、そして「観ることによって生じる心の動き」もそのまま感じること」と言えます。

筆者なりにさらにかみくだくと

「今ここにある目の前のことに集中して、ありのままに五感をフルにつかって感じる」という内容です。※注

今では、マインドフルネスは様々な効果が認められています。

例えば

・慢性疼痛の軽減に有効
・うつ、不安障害、緩和医療、生活習慣の改善――に有効
・集中力や、日頃のパフォーマンスを向上させる

――というように、科学的な根拠とともに次々と効果が示され、医学のみならず、

※注：マインドフルネスという概念は、もともとは仏教の「禅《ぜん》」の内観に由来する考え方で、仏教の思想から始まっているため「スピリチュアルなもの？」と誤解されやすいが、アメリカのジョン・カバット・ジンが中心となり、宗教性のない具体的な方法として「マインドフルネス・低減法（Mindfulness-Based Strtress Reduction:MBSR)」という方法を開発し、慢性疼痛にも応用可能であると提唱した。

教育やビジネス、育児にも幅広く利用されるようになってきました。

Ｇｏｏｇｌｅ《グーグル》社も社員のパフォーマンスをあげるために企業内で活用しているというのは有名な話です。※注

すでにアメリカでは、マインドフルネスが大衆化されてきており、逆輸入のような形でじわじわと日本に浸透してきています。海外の著名人にも日常にマインドフルネスに含まれる「ヨガ」「瞑想」などをとりいれているかたが多いのですが、とはいえ、読者の中には「マインドフルネスって普通の人でもできるの？ひとりでもできるの？」と思う人もいるかもしれませんね。

大丈夫！

なにも、特別な教室に通ったり、特別な勉強したりする必要はなく、日常の中にとりいれることができます。

マインドフルネスな状態になる手段として、「ヨガ」「歩行瞑想」「呼吸法」など、いろいろな種類があるわけですが、まずは自分にできる方法で「今、ここにある自分に正しく気づき、集中」してみましょう！

ではさっそくご紹介します。

※注：執筆時点での情報

50

「食べる」「飲む」に全集中
食べる・飲む瞑想　五感をフル稼働《かどう》

静かな落ち着ける場所で、１杯の飲み物をいただくひとつひとつの所作《しょさ》に感覚を研ぎ澄ませてみましょう。

～１杯のコーヒーをいただく場合～

折りたたみ式の紙ソーサー（コーヒーのひき豆つき）タイプのドリップ式コーヒーもありますね。

できる限り丁寧に、１杯のコーヒー（飲み物は自分の好きなものであれば何でもｏｋ！）をいただいてみましょう。

□コポコポと湯を注ぐ音に耳を傾けます。

□漂う香りをそのままに感じます。

関連項目→〔51〕
関連ページ→ 127、173ページ

□注がれた澄んだ濃い茶色のコーヒー面のかすかに揺らぎをよくみます
□カップを持った手の感触、ひとくちふくんだ味、触感を感じます
□ごっくんとのみこみ、のみこんだあとの後味も感じます。

いかがでしょう。

お菓子でもできます。

一枚のクッキー（おせんべいでも可）を同じように触った感じから始まって、目で見て、匂いを感じ、かじった音を聞き、味わって、口の中の触感も感じながら、飲み込みます。

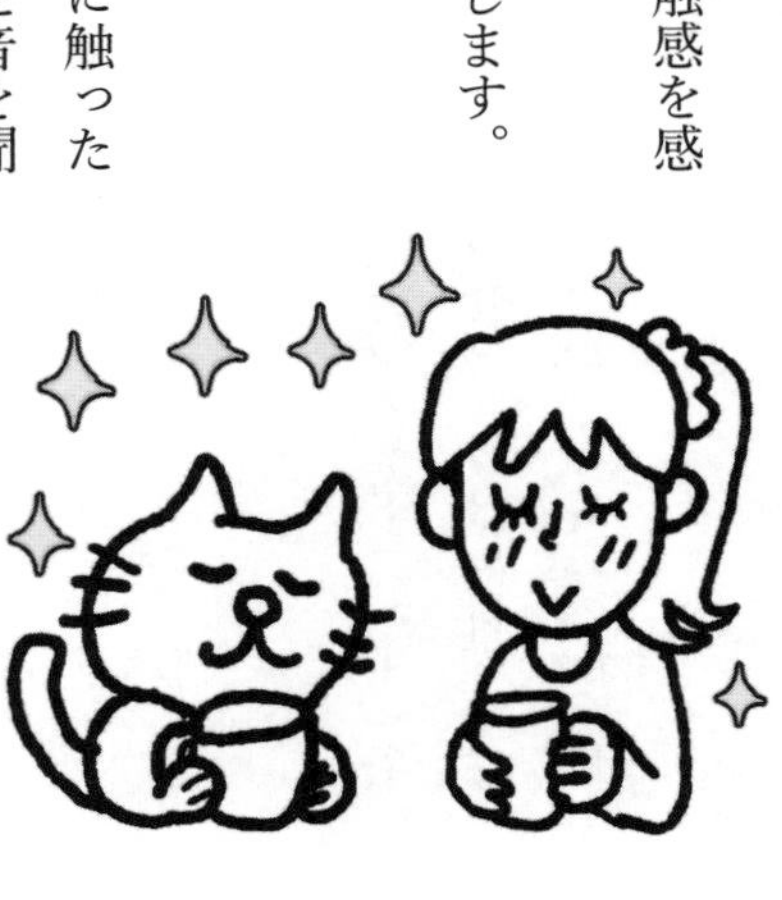

解説
ふだん私たちは食べたり飲んだりすることに関して案外粗雑《ぞざつ》になっていませんでしょうか。

忙しい朝などは、立ち食いしながら子どものお弁当を作ったり、休憩時間もスマホをさわりながらコーヒーをがぶ飲みしてさっさと終わったり、番組をみながら夕食を食べるということがよくあります。忙しい世の中、このように「食べる・飲む」という行動を特に意識せず雑にすませていることは、多いと思います。

本書で「呼吸」に集中することが「自分に気づく」うえで大事なことという内容を述べ方法にもふれましたが、呼吸に限ったことではなく、食べることや飲むこと、つまり「ひとくちひとくち食べる（飲む）動作」に全感覚を研ぎ澄ませる…ということも日常の中でとりいれられる、いたってシンプルなマインドフルネスです。

「食べる瞑想が最高のダイエットになる」という報告もあるほどです。

海外では、よく「一粒のレーズン」が例に出てきて、海外和訳のマインドフルネス本《ぼん》にはそのまま「一粒のレーズン」ばかりが登場しますが、正直、筆者としては「日本でレーズンが常備されている家って、そんなにないなぁ」と、思います。自分の好みの飲食物でなんら問題ありませんので、どうぞ好きなものでお試しください。

関連項目→〔51〕

コラム

「ゴックンする」こともマインドフルネス？

摂食嚥下《せっしょくえんげ》のリハビリで意識嚥下《いしきえんげ》（嚥下《えんげ》の意識化）※注」という手技があります。これは、飲食物を食べたり飲み込んだりするとき、周囲の状況に注意をそがれることなく、ただひたすらに「飲み込むこと」に集中し、「誤嚥《ごえん》」や「むせること」をなくすように導く方法です。

簡単に説明すると、ひとくちひとくちのゴックンする一連の動作（ひとくちずつ取り込み、よくかみながら、かむリズムや、食べ物のかたまりがつくられている感覚や飲み込む前の舌の動きなど）に意識を集中して「誤嚥《ごえん》」や「むせ」を予防するものです。

個人的な感想として、これはマインドフルネスの要素がじゅうぶん重なっているリハビリでもあると考えます。「嚥下の意識化」と聞くと特別なリハビリのように思いがちですが、そうでもありません。

身近な例では、わたしたちも、話に夢中になりながら気もそぞろに何か食べていると、呼吸することと食べることが雑になって、よくむせたりしませんか。こ

※注：think swallowのこと
関連項目→〔50〕

れはある意味、飲食物を嚥下することに意識を集中できていなかったことで、飲食物が気道のほうに行ってしまいそうになった結果、身体が反射的に「ゲホッ、ゲホッ」と咳き込んで、異物をはきだそうとしている正常な反応です。

これを考えると「嚥下の意識化」をリハビリとして確立した先生は、日本でマインドフルネスが流行る、もっと前から、それらの要素を嚥下リハビリにとりこんでいたのではないか？…、もしそうだとすれば、摂食嚥下リハを最初に手がけた先生がたは、すごすぎる彗眼《けいがん》の持ち主！…と、勝手に推測し、勝手に尊敬している筆者です。

（慧眼の持ち主が誰なのか気になる人は摂食嚥下リハビリの専門書をご参照ください）

51 喧《けん》騒《そう》の中でひとつの音に集中

やりかた

①落ち着ける場所でリラックスする

（例えば、のどかな森林公園のベンチ、お花や噴水のあるベンチ、というふうに自分なりに落ち着く場所があるかと思います）

そこで、ゆっくり深呼吸します。（18ページ参照）

②目をつむる

（静かなところでもいろいろな音が混ざっているかと思います。例えば、風の音、森の木々が揺れる音、近くに巣作りしているような小鳥たちの鳴き声、遠くでひっきりなしに通る車の音などです）

③今聞こえている中で、一つの音のみに集中してみる

（例えば、さきほどの例で言えば、鳥の声のみを聞くことに集中します。

関連項目→〔50〕
関連ページ→ 168〜169ページ

他の喧騒がバックグラウンドに流れているかもしれませんが、自分が決めた鳥の声のみひろいだすようにして聞き入ります）

④ ふと、集中がじゃまされて、他の音に注意がそれそうになったら、「あ、いま、注意がそれそうになったから戻そう」、と、意識的に鳥の鳴き声に注意力を戻す

⑤ 1分で来たら、少しふっと力をすいて休み、また、1分鳥の声に注意を向けるというふうに数回繰り返す

これでOK。

解説

マインドフルネスの書籍が多く出て来た昨今ですが「注意を向ける練習用のCD」つきの本も多くあります。筆者も好奇心旺盛なので、数冊買い比べ、実際に付録のCDを実践してみましたが、悲しきかな、そこそこの値段がします。庶民の懐《ふところ》にはちとイタイ。

そこで、お金をかけなくても、日常の中でできる方法を紹介しました

〔61〕で、「就寝前のリラックス＋ボディスキャンの合わせ技」をご紹介しますが、この

関連項目→〔60〕〔61〕

手技が終わった後、寝入るまで時間があったならば、無料の瞑想アプリを利用してもよいでしょう。自分が落ち着く自然の音を組み合わせられるアプリが多数あります。気に入ったアプリをつかい、数種類の自分の好みの入眠前の音を組み合わせて作成しておくとよいです。

たとえば、自分が落ち着く「水滴の音」「優しい鐘の音」「草原の風の音」「秋のこおろぎや鈴虫の声」というふうに音量も各々調節して自分なりの落ち着く音をミックスして作成しておきます。これを聞きながら、心地よい場所に横たわっているイメージをして、ときおり、どれか一つの音に注意をむける練習をしてもよいでしょう。タイマー機能付きのアプリも多くあります。

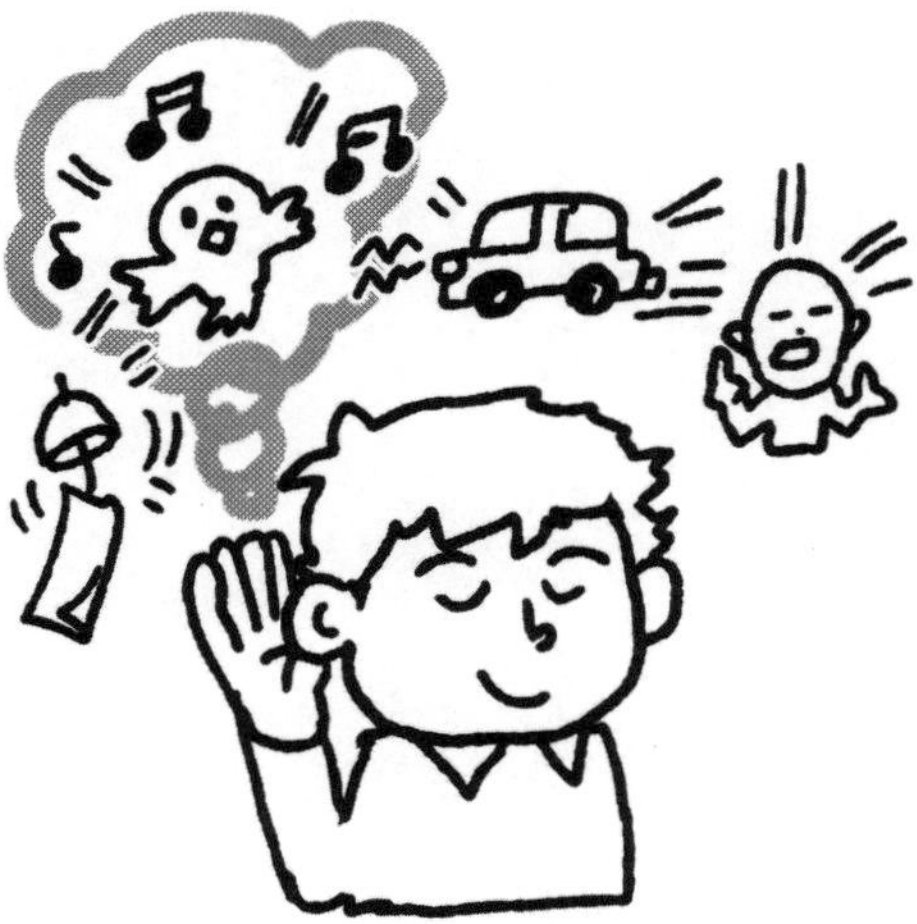

52 必殺！ 閉眼鍋洗《へいがんなべあら》い

たかが「大鍋ひとつピカピカ」にするだけですが、「不安」や「焦燥感《しょうそうかん》」にとらわれているときは自分なりに没頭できる作業をみつけ、ひたすら集中することで、ネガティブな思考回路から開放されます。

やりかた

① 大きな鍋をゴシゴシ洗いながら、目を瞑る

② 目を瞑っているので、手の指先・持っているスポンジ・鍋の汚れのわずかな凹凸・ヌルヌル感・ツルツル感・こびりつき…などの触覚や音に集中して洗っていく

③ しばらく見えないままで、指先の感覚や、鍋を持った感覚などに集中し、気のすむまでひたすら洗う

※焦燥感：思うようにいかず焦り、イライラする気持ち。

関連項目→〔33〕〔53〕〔54〕
関連ページ→ 111〜112ページ

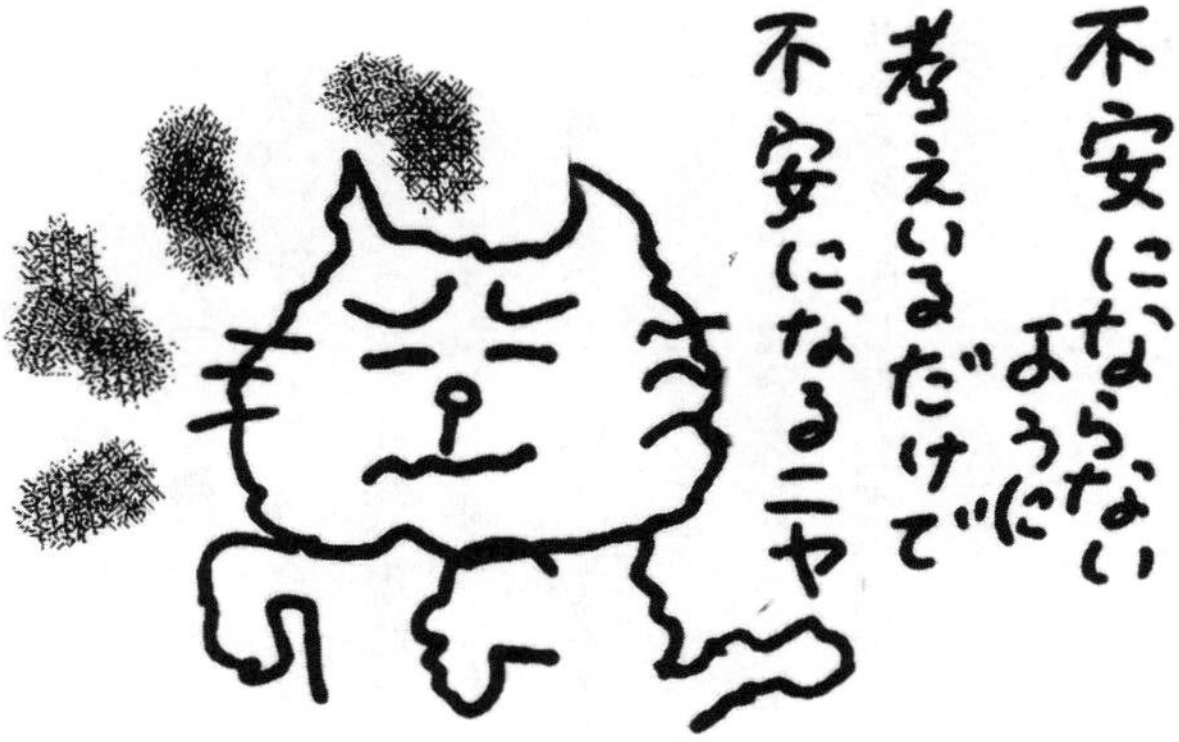

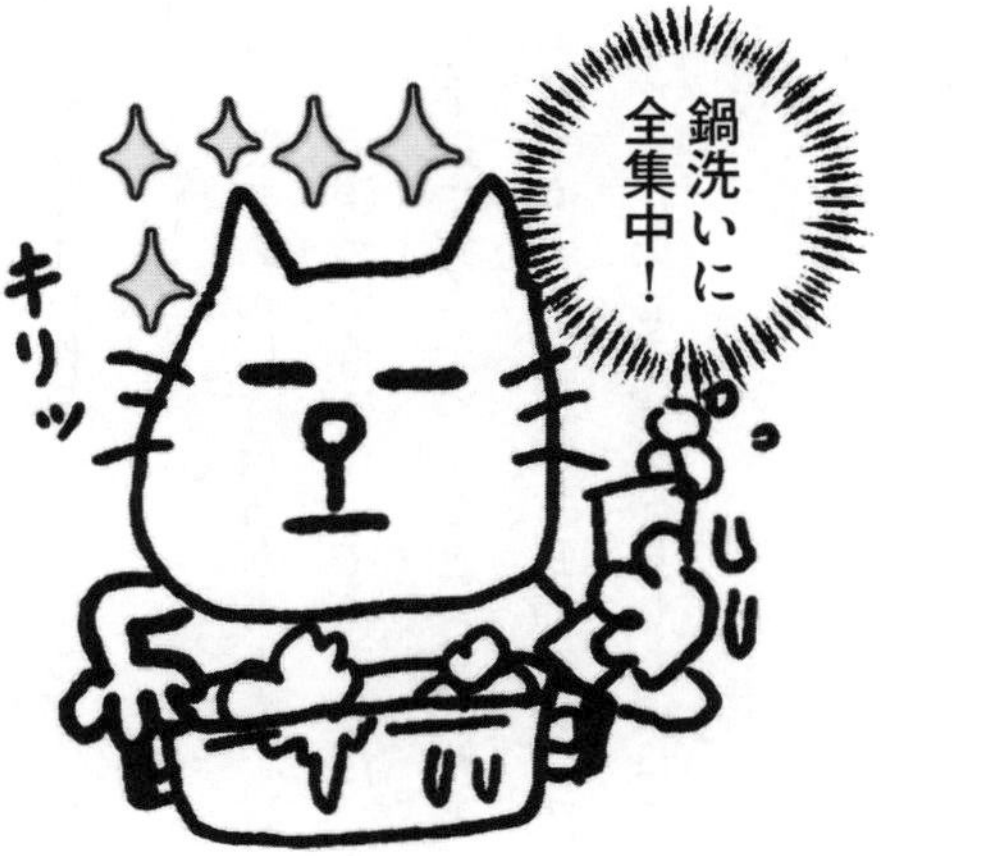

関連項目→〔5〕〔8〕
関連ページ→ 187ページ

コラム

閉眼鍋洗いの実体験

わたしは、そもそも料理が好きなほうではありません。子ども達にお弁当や食事は、自分が料理好きだから作る――という類いではなく、「頑張って作る」という表現のほうがあっています。

――なので、うつの兆候が現れたときは、てきめんに、自分がもともと好きではない作業――つまり、「調理」「洗い物」が手始めに苦になってきました。逆に言うと、重いうつから回復してくると、発症前に好きだったこと（筆者だと「書くこと」）は早くにできるようになり、もともと苦手な料理や食器洗いができるようになったのは随分後になってからでした。このとき偶然発見したのはマインドフルネスを応用した「閉眼鍋洗い」でした。

うつ経験者にしかわからないかもしれませんが、「うつによる億劫《おっくう》さ」というのは、普通でいう怠け者とは違うのです。「洗う気力がない」「茹でる意欲すらわかない」という感じなのです。

重いうつを再発したとき、寝たきりから始まり（↑起きるための筋力がないわ

関連ページ→ 111、122ページ

けではなく起きる気力すらない感じです）、徐々に日常の生活動作ができるようになり、やっと子ども達のために「パスタを茹でる」という一世一代の大作業ができたのは、うつ発症から９ヶ月くらい経っていました。「茹でた後にパスタの大鍋を洗えるのか」すら不安になりました。

このとき、わたしは、不安な気持ちに意識を向けるのではなく、台所にたち「閉眼鍋洗い技」で、

今、目の前にあるこの動作に集中しました。

――こうしているうちに、

「大鍋なんか洗えるのだろうか」という不安でいっぱいだった自分は、いつのまにか、焦げや汚れを落とすことに没頭しており、ふと、作業を終え、綺麗になった大鍋をみたとき、「できた！」という妙な達成感を感じました。洗っている間は、「焦燥感《しょうそうかん》」も「不安」も「心配」も感じませんでした。

53

小さいスペース全力ピカピカ

先ほど述べた「必殺閉眼鍋洗い」が簡単だと思った人は、今度は家の中の狭いスペースから「全力ピカピカ掃除」にステップアップしてみましょう。

家の中の掃除だと、達成感もあるのでなお良いと思います。

筆者オススメのコツとしては

家の掃除だとしたら、狭いスペースを、ひたすらピカピカに、というのがコツです。

——というのも、完璧主義の人にはありがちな失敗ですが、家全体をどの部屋も完璧にピカピカにしようとすると、途中で疲れてしまい、結局最後までできず、中途半端になり、自己嫌悪におちいる可能性が高くなります。

関連項目→〔52〕〔54〕

なので、ビギナーは狭めのスペースをピカピカに。

そして、更にplus《プラス》アルファとしては、
家族の誰かがみてわかるようなピカピカ感がgood！

――つまり、自分の達成感を可視化できるようにし、さらには「家族の役に立った感」が得られやすいようにする
という一挙両得技です。

「なんか、きれいだね」

「うわぁ！」

「ありがとね」

…というちょっとしたリアクションが飛び交う家庭だと相乗効果で、他人に感謝する・プチ善行の効能も互いに得られることでしょう。

具体的な例
・家族のダレモが使うトイレ。
・外の景色が見違えるように見えるようになった居間の窓。

関連項目→〔80〕
関連ページ→ 280〜282ページ

・出入りの玄関――などです。

・台所のシンクや洗面所の鏡がピカピカにするというのも家族や自分も気持ちがよくなり、GOODでしょう。

（ちなみに、洗面所や、風呂の鏡は、100円ショップの「ウロコ取り」でとれることが多いです。何回も使えて、さらに強力なものを希望するときは、ホームセンターの「ダイヤモンドウロコ取り」ですが、こちらはお値段が400円からそれ以上。清掃業バイト経験ありの筆者ならではのトリビアでした）

おためしあれ！

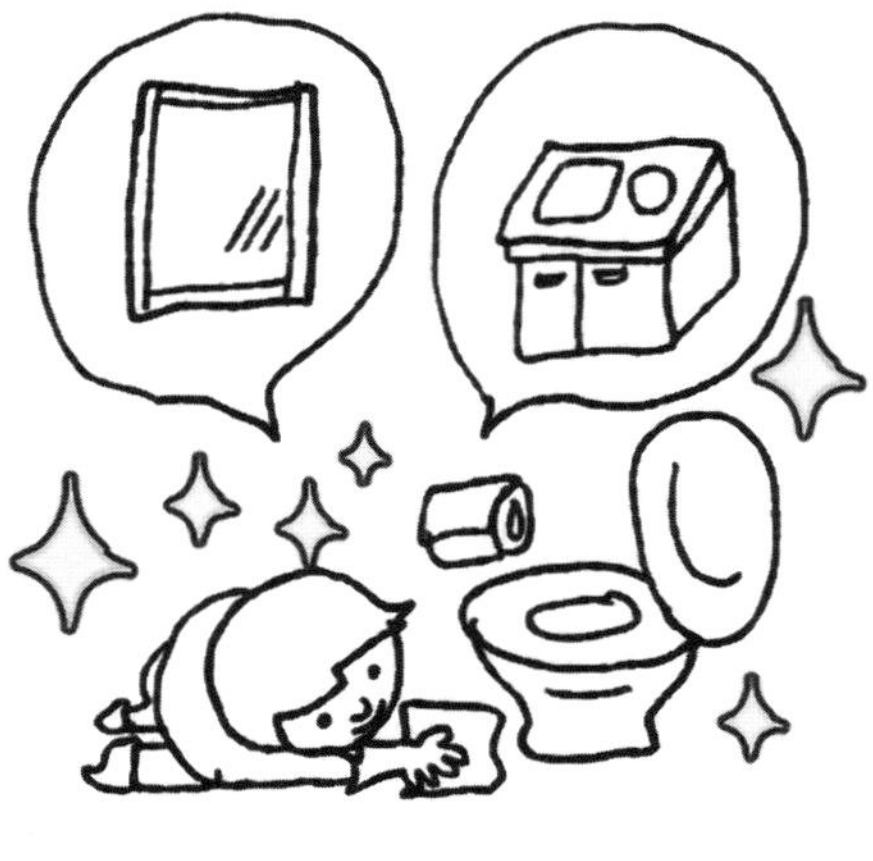

54 窓ふきして気分はプチボルダリング

「ボルダリング」というスポーツがあります。クライミングの一種ですが２０２０年（開催延期）東京オリンピックで正式種目になりました。

症状が比較的軽いうつや、不安解消に良いという根拠が示されたスポーツです。

なぜメンタルによいかというと、要は、とにかく落ちないように、手や足指先の一挙一足に集中しまくりますよね。ぐだぐだした不安とか、悩んでいる心の余裕がないはずです。

気がそれたら、一瞬で落下しますので！

――つまり、いやがおうでも体の隅々にいっとき全力集中する作業、似たような状況が家の中でもつくることができれば、じゅうぶん効果アリ！……なわけです。

例えば、落ちるか落ちないかという全力集中で、

「窓の外がわを拭く」とか、

「脚立の一番上にのって、高いところを掃除したり天井を拭く」というように集中せざ

関連項目→〔52〕〔53〕

るを得ない作業などです。

近所にクライミングやボルダリングの施設があるような地域に住んでいる方はそうそういないと思います。

筆者が、偶然命がけで、窓のさんにまたがって、窓の外側を磨いて掃除したとき、不安を感じている余裕なく、一挙一動に感覚を研ぎ澄まし、全力集中の没頭感を得られました。

わざわざスポーツとして出向かなくてもよく、掃除もできれば一挙両得の技です。

（アパート1階の窓でしたけど。）

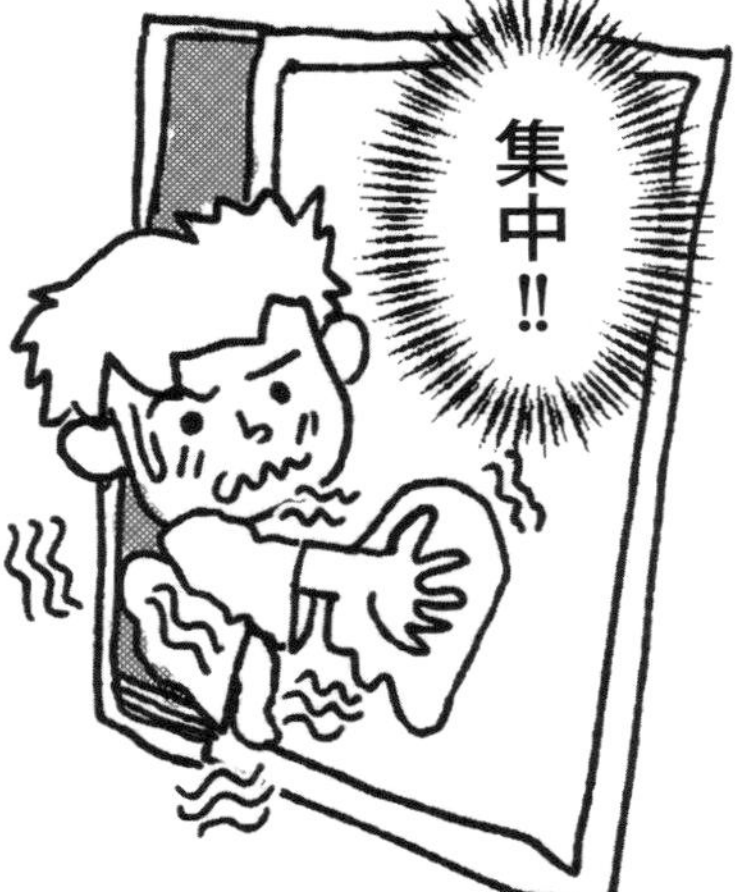

関連ページ→ 179ページ

55 歩く瞑想

歩行瞑想は、歩くという動作のときに、いつでもおこなえるという良さがあります。呼吸瞑想や、ボディスキャンのようなジッとしている静かな瞑想が苦手な人は、歩く瞑想にチャレンジしてもよいでしょう。

やりかた

① ゆっくりと立つ
② 背筋を伸ばす
③ 息をゆっくり吐きながら右足に体重を乗せていく
↓右足裏全体が大地に根ざすような感覚、ふくらはぎに力が加わる感覚をしっかり感じます
④ 息をゆっくり吸いながら左足をあげる

関連項目→〔29〕〔35〕

↓左足が浮いたな～と気づきます

⑤ 息を吐きながら左足を下ろす

↓左足が地面に徐々についていき、着地した部分の感覚を研ぎ澄ましましょう。

「かかとがついたな」

「つまさきまで感覚がひろがったな」

「足の小指にも体重がのったな」

——というふうに五感をフル稼働して一歩一歩に集中します。最初は足踏みから始めてもｏｋ。次に徐々に歩幅を広げましょう。例えば踏み出した足のかかとが軸足の指先を越えないくらいの小さな歩幅から始めます。

そして「歩く」に集中するコツをつかみましょう。

⑥ 息を吸いながら右足をあげる

↓同様に足裏に感覚を集中させておこなっていきます。

左足裏に体重がのっていきます。

⑦ ③～⑥をくりかえす

いかがでしょう。意識したとたん、ふだん何気《なにげ》に歩いていたはずなのに何だかぎこちない歩き方になるかと思います。いかにふだん、雑念まみれで歩いていたかに気づくかもしれません。慣れてくると、外の喧騒の中や早歩きしているときにも、歩行瞑想をすることができるようになっていきます。そこまでいくと、なかなかの達人ですが、いつのまにか、駅の構内や歩道をあるくときにも身体のバランスや周囲のようすを読みとって瞬時に歩行を変えることができるようになります。

これは、普段なにげなく行っていることに意識を向ける練習なので、例えば、なにか予期せぬ事態に直面したときや、プレッシャーのかかるような場面でも、余計な雑念にふりまわされず、修羅場をのりきれるような無敵メンタルに直結していきます。

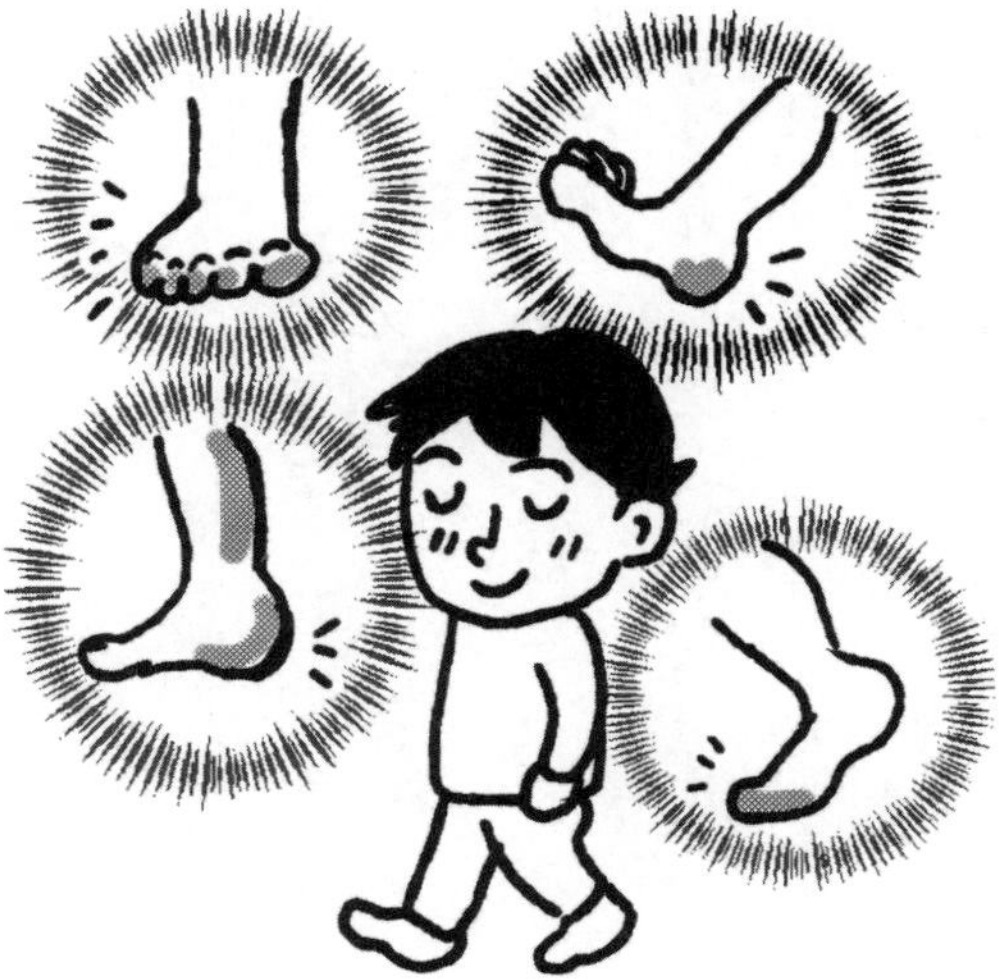

56

慈悲の瞑想を唱えよう（簡単バージョン）

～まずは自分に慈しみを！～

「慈悲の瞑想」と聞くと、これもまた何かスピリチュアルな怪しい類いのものではないかと思う人もいるかもしれませんが、マインドフルネスの広がりとともに、「不安・ストレスの軽減」「集中力・パフォーマンスの向上」「意志力のアップ」が実証されており、科学的な裏付けもあるメンタルエクササイズとして認知されています。

慈悲の文言を唱えるという、いたってシンプルな方法です。

寝る前などに二週間続けると効果があることが実証されています。しかし、実は、慈悲の瞑想の原文は大変長く、暗記するにはなかなか大変です。フルバージョンを暗記したい方は巻末文献を参考にしてください。

ここでは、簡単バージョンをご紹介します。この文言でも同じ効果があるということが示されているで、筆者も簡単バージョンのほうを唱えています。さらに、筆者のアレンジを加え、本書の随所にある要素を加味した文言をご紹介します。

関連項目→〔57〕〔58〕

やりかた

① 背筋を伸ばし、あぐらをかく
② 手の平を上にして両膝に手をおき、深呼吸（吐く息を長くする）を数回する
③ 目をつむり文言を唱えます
私の心が穏やかでありますように
私が苦しみ（悩み）のとらわれから解放されますように
私の願いが叶いますように
私が幸せになりますように

いかがでしょう。この4つのキーワード、「穏やか」「苦しみ（悩み）消える」「願い」「幸せ」さえ暗記しておけば、毎日唱えられるようになります。

順番は変わっても同じ効果が得られるそうです。

関連項目→〔1〕〔2〕〔3〕

57
慈悲の瞑想ステップアップ～自分から身近な人へ～

〔56〕の4つの文言を唱えることに慣れてきたら、次は「私」の部分を、まずは、身近な人、例えば「子ども（の名前）」や「妹（の名前）」というふうに、心から幸せを願える人名に変えてウオーミングアップしましょう。我が子の幸せであれば本当に心から願えますよね。

それに慣れたら更にグレードアップ！

たとえばニュースで痛ましい事件や事故を見聞きしたとき、他人事であっても心が痛くなるときがあるかと思います。

わたしですと、幼い子が巻き込まれた事件や事故、災害で悲惨な目に遭ってしまった他者のニュース、世界でおこった児童虐待の事件などは特に自分のことのように心が痛みます。

また、とても他人事とは思えないような、闘病生活を送っている知人のことを知ったと

関連項目→〔56〕〔58〕

きや、報道で著名人が辛い逆境に立ち向かっていることを知ったときなど。

今時代《じだい》は、SNSが発達し、世界で起こっていることも身近に感じることができるようになってきました。

飢餓や病気で苦しむ幼い子ども達や赤ちゃん、さらには性犯罪で酷い目にあった被害者の記事をみると、海外の記事でも筆者は身近に感じて心が痛みます。

そんなときは、

さきの文言の「私」の部分を具体的に「事故に巻き込まれた○○ちゃん（さん）やそのご家族が」というふうに置き換えると、心からの言葉となって唱えることができます。

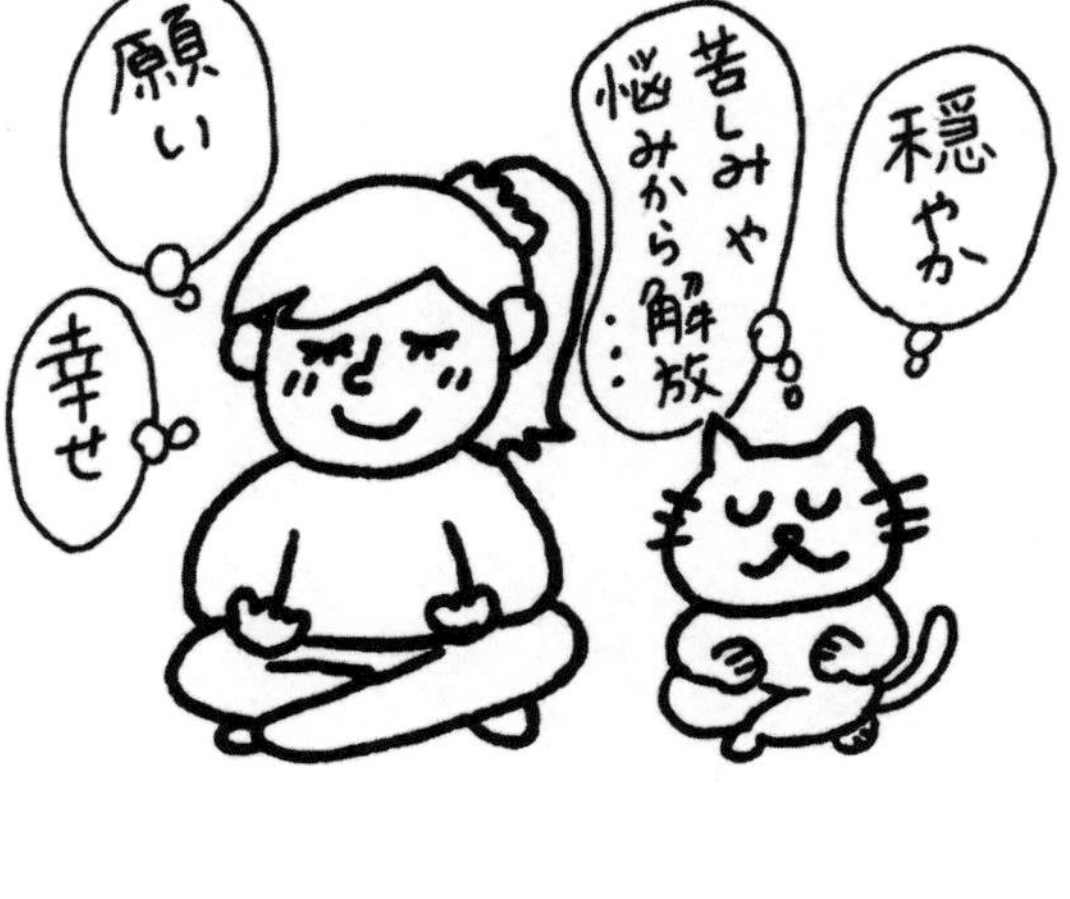

58

オススメする最強の言葉「ニーバーの祈り」

アメリカの神学者（倫理学者）ラインホールド・ニーバーが唱えた「祈り」の有名な文言があります。

この文言は1943年に教会での説教がもとを発していると言われていますが、筆者が思うのは、まさに、セルフ・コンパッションやマインドフルネスの要素を見事にあらわしている素晴らしい文言ではないかと思っています。

「変えられない環境、避けられようもない自分の力ではどうすることもできなかった出来事」を「正しく認め、受け入れ」そのうえで「自分が変えられることについては勇気をもって変えていき、乗り越えよ」という内容です。

したがって、筆者は、瞑想簡単バージョンを唱えた後に、この「ニーバーの祈り」も自分仕様に変えて、唱えることにしています。

みなさんも自分の言葉になおして、活用してください。

関連項目→〔56〕〔57〕

◆ニーバーの祈り

（神よ）
変えることのできるものについて、
それを変えるだけの勇気をわれらに与えたまえ。
変えることのできないものについては、
それを受けいれるだけの冷静さを与えたまえ。
そして、
変えることのできるものと、変えることのできないものとを、
識別する知恵を与えたまえ。

ラインホールド・ニーバー（大木英夫 訳より）

59

偉大なる存在を信じる力はレジリエンスを強化する

…ところで、〈58〉の項目で日本人としては、「神よ」の部分に違和感を感じる方もいるのではないでしょうか。

「キリスト教でもないから、神と言われても困るんだけど」と思う方もいらっしゃるかと拝察します。

そんなときは、自分が強く信じている偉大な存在、たとえば「仏さま」とか「わたしをまもってくださっている偉大な守護してくださっている霊のみなさま」「ご先祖さま」というふうに、

自分が信じる「信仰心」に基づいてアレンジして唱えてもよいのです。

逆境にたえて乗り越える力、すなわち「レジリエンス」を高める要素は複数あるのですが、そのひとつに「信仰」「偉大な存在を信じる」というものがあげられています。

宗教色が強くない日本ですが、特別な宗教に入信する必要はなく、人によっては「宇宙

関連ページ→ 227ページ

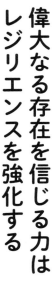

のパワー」であったり「守護神や守護霊」であったり「民族の神様」であったり「神社の道祖神」のようなものであったり…と、さまざまなかたちであるかもしれませんが、突き抜けた「偉大な存在」を信じる力があればよいわけです。

スピリチュアルな怪しげな内容ではないので、その部分、誤解ないようにしていただきたいのですが、レジリエンスを高める要素として科学的根拠が示されていることは間違いないので、書かざるを得ません。

ちなみに、筆者もいたって普通の信仰心で、お墓参りに行くとか、南無阿弥陀仏とお参りする程度ですので、瞑想やヨガの最後に手をあわせて「神さま、仏様、ご先祖のみなさま、わたしを導いてくださる時代を超えた守護神のみなさま、●●ができて今日はよかったです、ありがとうございました云々～」と、口癖のように感謝して寝るようにしています。

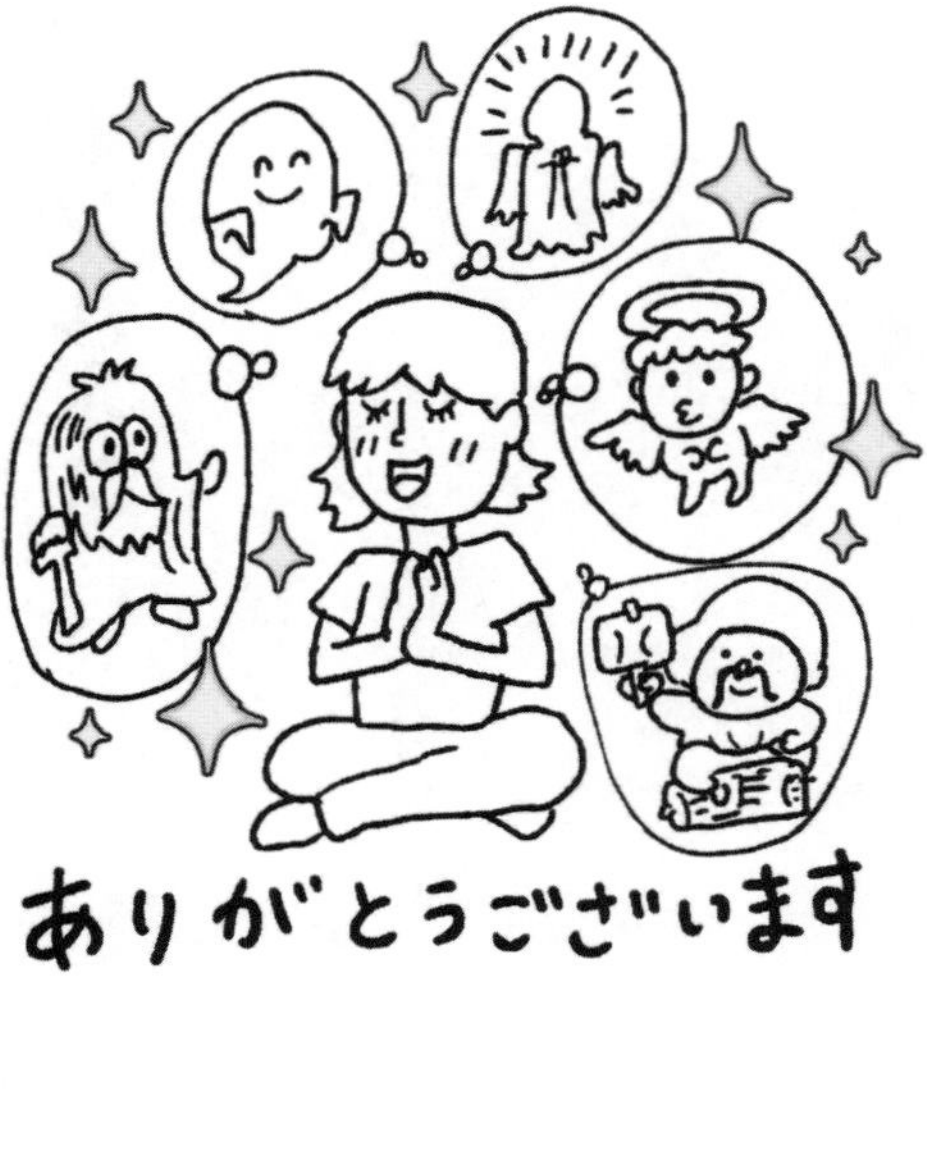

60 ぐっすり入眠マインドフルネス
寝たままリラックスヨガ

●就寝前のリラックスヨガや、マインドフルネスのボディスキャン（身体の気づき）と、呼吸法の合わせ技です。

やりかた

① 落ち着く場所で、仰向けに寝そべる。
（→そのまま入眠していいように布団をかけておいてもよいでしょう）

② 両手を頭の上で絡めて（組んで）、上方にむかって思い切り伸びをする。そのとき同時に右のあしさき（足の指先）を自分のほうにむけて、踵を頭と反対方向に伸ばす。
（かかとからふくらはぎがのびたような感覚になるかと思います）

③ 双方、思い切りのばしきり、もう限界!……と思ったとき、ふうっと息を吐きながら、**一気に脱力**する

関連項目→〔61〕
関連ページ→ 177、203ページ

④　すると、究極の緊張をした後なので、「ああ、これが脱力――すなわち、力を緩めるということか」と感覚がつかみやすくなる。
(実際、いま、のばしたほうの右足が、緩んで、なんだか左足よりのびたような感覚になりませんか)

同様に、反対側の足もやってみる。

⑤　次に、両足の指先に力をこめて思い切り指と指の間を開いてパーにします（足の小指はふだん意識していなかったことに気づくかもしれません）。5本の指に意識を集中して、パーの形にし、限界まで開いたら、一気に息を吐きながら脱力。

⑥　次に腕です。手を力拳《ちからこぶし》のグーの形にし、思い切り力をこめて限界までできたら、同じように一気に脱力。

⑦　今度は手をパーの形にして、思い切り、指と指の間も開くようにして、限界まで力を込めて広げる。
(力を込めると両肘はこころもち曲がるかとおもいます。
そして限界まで力を込めたら息を吐きながら一気に脱力。
すると、じんわりと手先にぬくもりが広がっていくのを感じるかと思います)

⑧

次に顔の周りを緩めていく。

できるだけ口を大きく開けて、咽の奥からベロを思い切り天井に伸ばして伸ばして…、

限界までベロを突きのばしたら、ゆっくりベロを口の中にもどして脱力。

口周りの緩んだリラックス感が、顔や顎全体に広がっていくのを感じましょう。

①

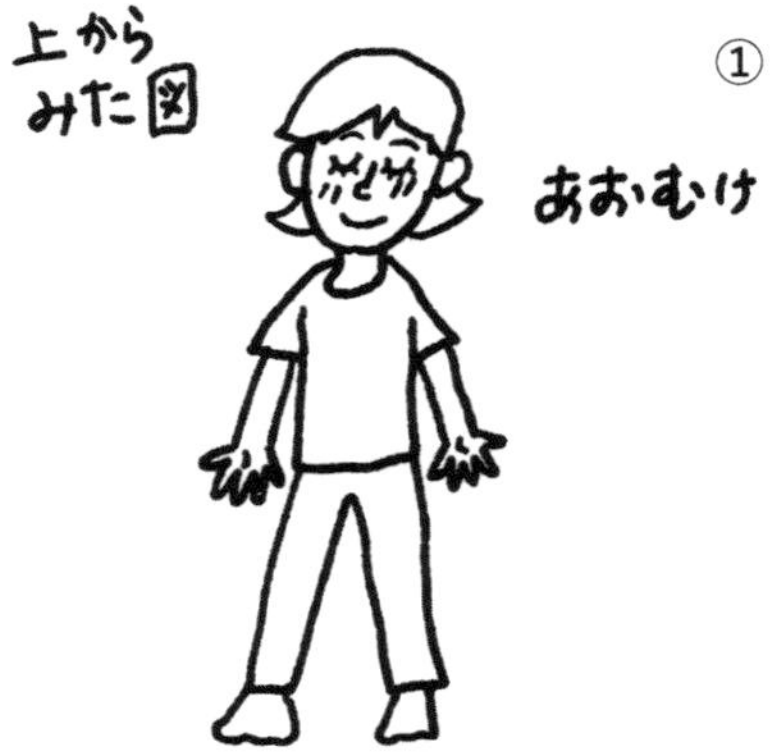

上から
みた図
あおむけ

②

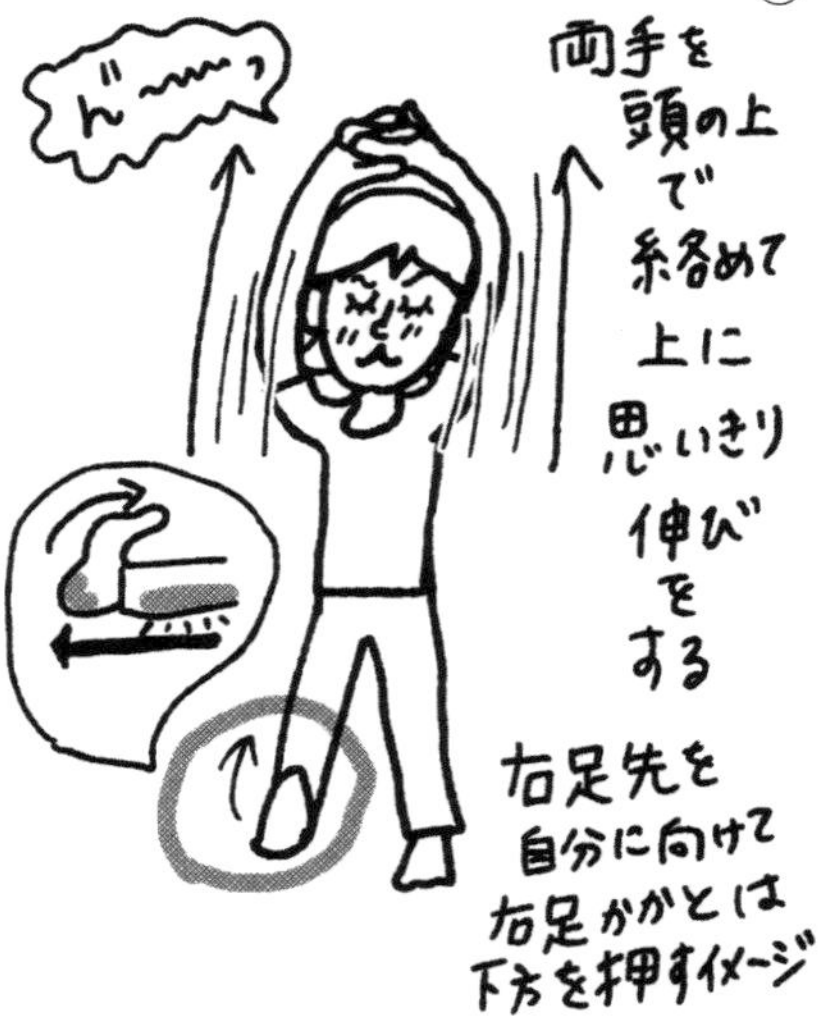

んー〜っ
両手を頭の上で絡めて上に思いきり伸びをする
右足先を自分に向けて右足かかとは下方を押すイメージ

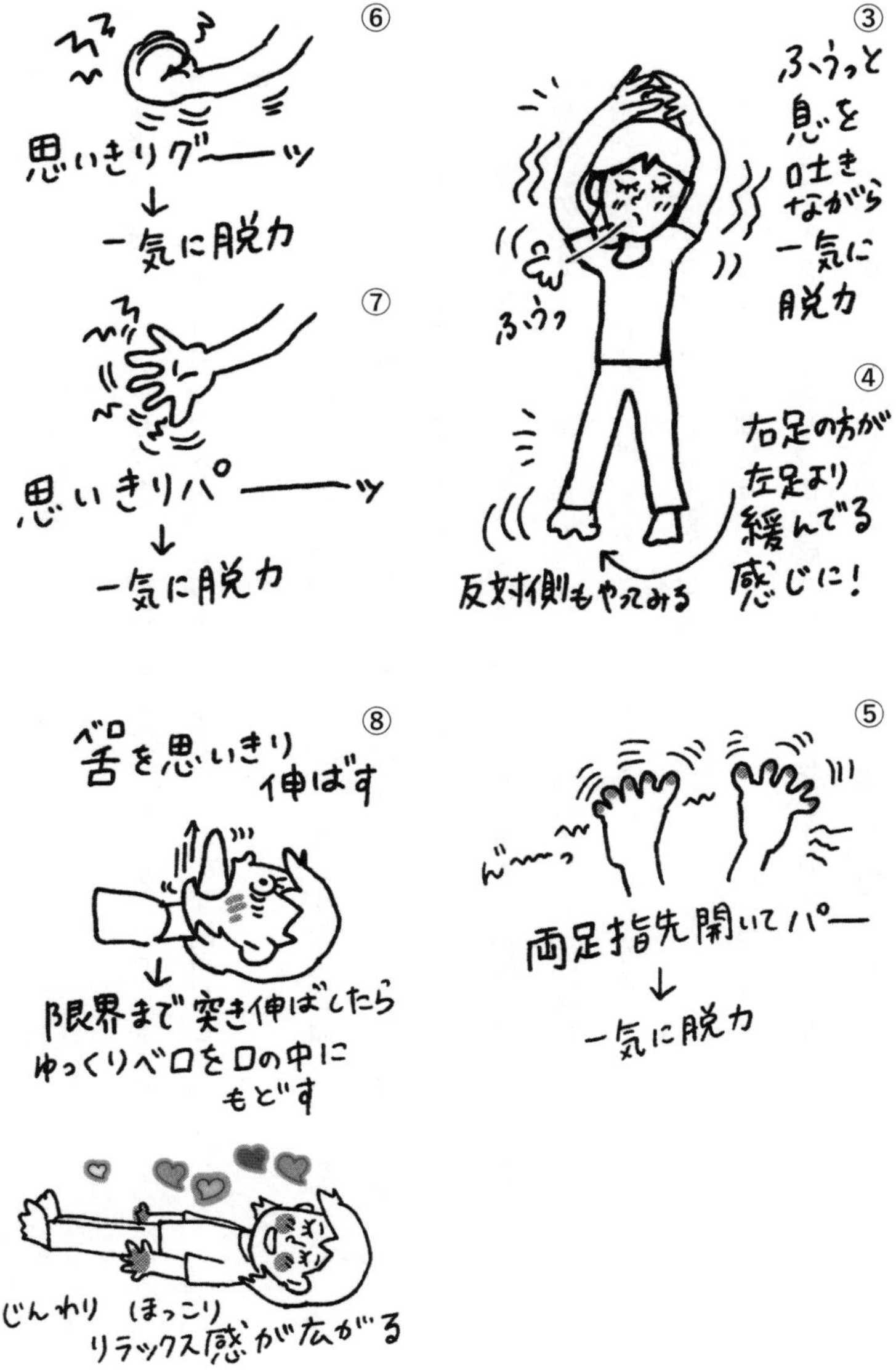
③
ふうっと息を吐きながら一気に脱力
ふうっ
④
右足の方が左足より緩んでる感じに！
反対側もやってみる
⑤
ん〜〜っ
両足指先開いてパー
↓
一気に脱力
⑥
思いきりグーーッ
↓
一気に脱力
⑦
思いきりパーーーッ
↓
一気に脱力
⑧
舌《ベロ》を思いきり伸ばす
↓
限界まで突き伸ばしたら
ゆっくりベロを口の中にもどす
じんわり　ほっこり
リラックス感が広がる

コラム

「リラックス」するのは案外難しい!?

筆者は、ヨガインストラクターの資格をもっていますが、Ｐｏｗｅｒ《パワー》系のヨガポーズのほうが、リラックス系のヨガよりコツをつかむのが簡単だと思っています。

というのも、体幹を鍛える、だとか、力を入れる、というのは意識しやすいのですが、逆に「力を抜く」「リラックスする」というのは、言われれば言われるほど力んでしまうような難しさを感じるからです。

少し話がそれますが、摂食嚥下リハでも、かむ力を鍛える訓練、というのはやりやすいのですが、逆に歯の強い食いしばりが誘因ともなる「顎関節症」や「上歯歯列接触癖（ＴＨＣ）※注」は「力を抜く」練習をしなければなりません。

これは、力を入れる訓練より難しいと感じます。

ヨガでは、全身完全に脱力するという「屍《しかばね》のポーズ」というのがあります。

指導するときの見本セリフは「膝から下の力を抜いてリラックスしましょう」とか「太ももの力を完全に緩《ゆる》めましょう」という言葉なのですが、自分でもなか

※注：Tooth Contacting Habitの略。

関連項目→〔60〕〔61〕

なか「力を抜いてリラックスしましょう」と促されてもうまくコツがわかりません。「力を抜く」とか「脱力」という感覚は、実感しづらいと思います。

そこで、「リラックス」な状態を感じやすいコツをご紹介しますので、まずはそこから始めてみましょう。

人間、緊張状態があるから、リラックスの感覚を会得しやすいと思います。

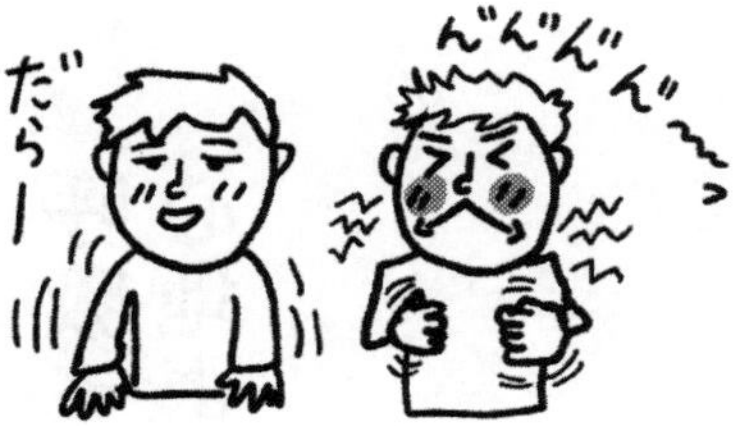

たとえば「リラックスしろ」って言われてもすぐには「リラックス」できません。

同じように、ヨガの屍《しかばね》のポーズもそうですが最初から「足の力を緩《ゆる》めてください」と言われても、どう緩めて良いのかわかりづらいことが多いと思います。

このコツは、まず、思い切り、体の部分、あるいは全身を究極に緊張させ、一気に脱力させるというのがコツです。

61 呼吸＋身体の気づきで心地よい眠りにあなたをいざなう

では、〈60〉に続き、スッと入眠できる方法に入りましょう。

やりかた

① 環境を整える
（・音　・明るさ　・温度　・湿度の調整）

② 楽な仰向けの姿勢で寝る（時間があれば〈60〉をおこなう）

③ 目を瞑ってゆっくり深呼吸をするが、

④ 入眠目的のときは、8：2：4がpoint

⑴ 体内の呼気を全部出し切る勢いで八つ数えるていどの長さで**息を吐ききる**

⑵ 吐ききったとき、二つ数えるくらい息をとめる

⑶ 息を吸う。四つ数える程度の長さ。

関連項目→〔2〕〔3〕〔60〕
関連ページ→ 178、202ページ

⑤　(1)〜(3)の深呼吸をしながら、呼吸と身体の各部位を意識する。

◆意識のしかたのコツ！

足下から順番に。

鼻から吸って、ふーーっと息を吐ききるときに頭の中で右足の先から呼気が出ていくようなイメージ。

同じように右の膝から下の弁慶の泣き所の部分から、右の太ももの部分から、というふうに呼気が出て行くイメージで、左側も同様におこなう。

次にお腹、右手、左手、胸、肩、首、後頭部、頭頂部、顔…というふうに全身を順々に吹き抜けていくイメージ。

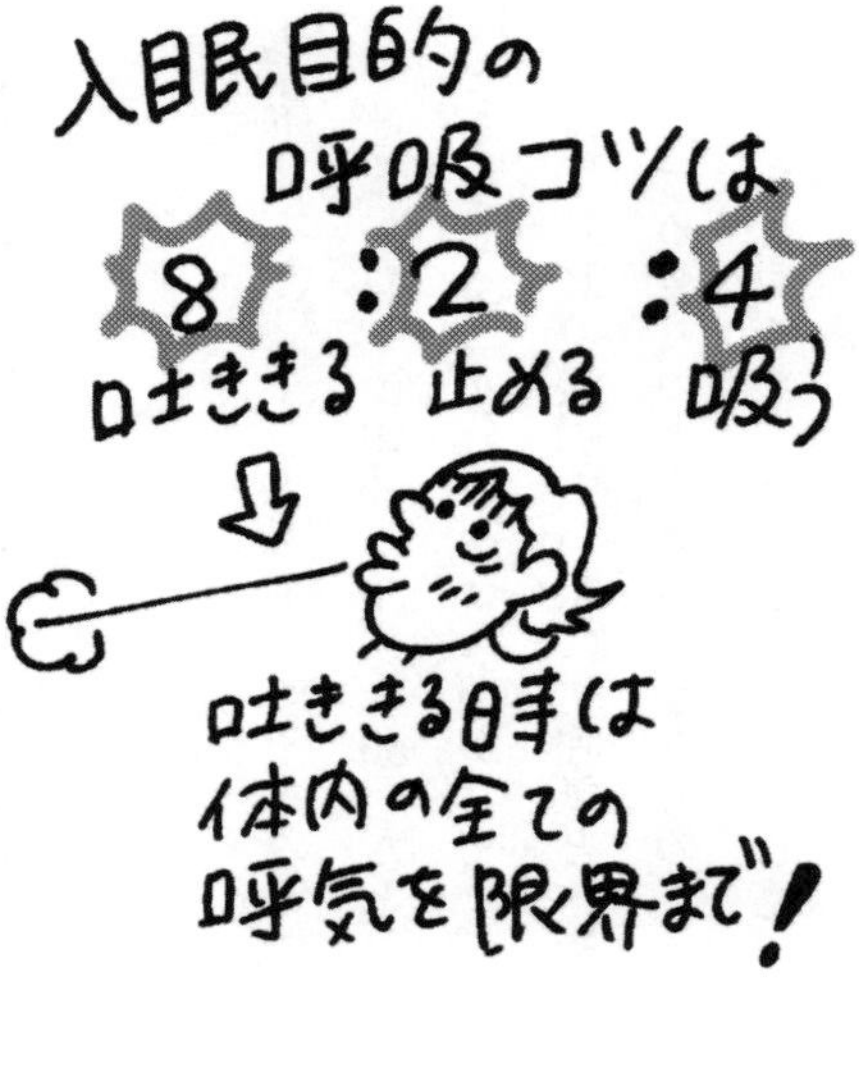
入眠目的の
呼吸コツは
8 :2 :4
吐ききる 止める 吸う
吐ききる時は
体内の全ての
呼気を限界まで！

この方法に慣れると、身体部分をさらにこまかくしていく。

例えば、右の足先の指5本、親指、人差し指…というふうに吹き抜けていき、順に、手の指先5本、というふうに巡っていく。

例えば、
右足先↓右下肢↓右膝↓右太もも↓左足先↓左下肢↓左膝↓左太もも↓へそ↓みぞおち↓胸↓右指先↓右肘↓右上腕↓左手も同じく巡る↓肩↓後頭部↓頭頂↓顔　だと21箇所の身体部分で8：2：4の呼気放出時間をあわせると4分はゆうにかかります。

イメージとしては、筆者は、H●NTER×HUNTERの漫画でいえば、呼気と一緒に「念」が、ドラゴンボールの漫画で例えたら「かめはめ波」の光攻撃のようなもの——が、各身体の部分から、一気に放出されるような気持ちでおこなうとうまくいきました。

重要なのは、「吐くときは体内の全ての空気を吐くような気持ちで限界まで『吐ききる』」ことです。

〔60〕の「就眠前のぐっすりマインドフルネス」で、全身のリラックスを感じたあと、この、ボディスキャン＋呼吸法で身体を巡っているうちに、いつのまにか眠ってしまう人

関連項目→〔45〕

もできます。

夜中に目が覚めてしまって眠れないときもこの方法を試してみてください。

達人になると、例えば、右の小指の関節、顔だと、おでこ・目・鼻・口、というふうに更に細かい身体部分にわけて、一気に吐ききるというふうに「呼気かめはめ波」を細かい部分にわけて放出していきます。

すると、5分・8分・10分というふうにボディスキャンのマインドフルネス時間を堪能していけるようになります。

これは質の良い睡眠もつながります。

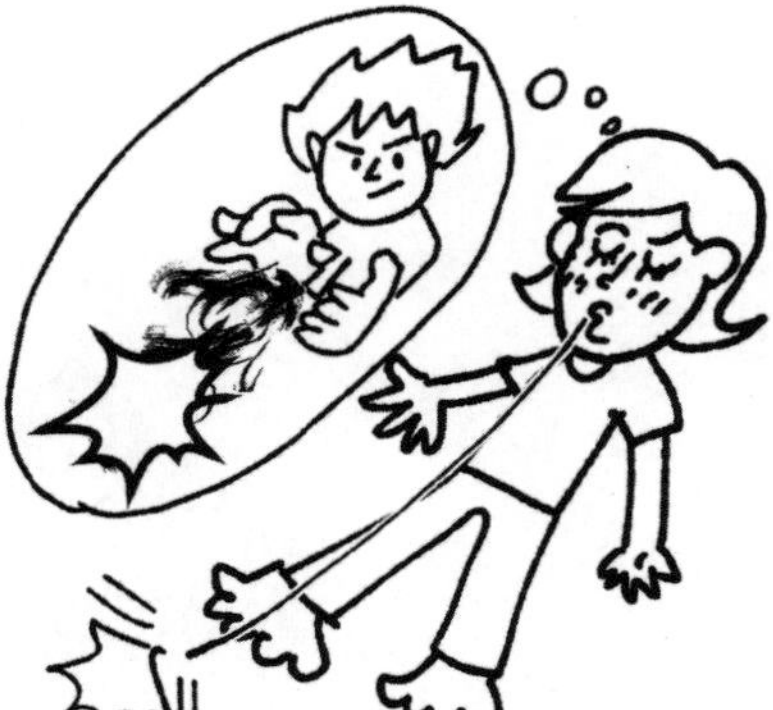

第Ⅵ章

ココロのレスキュー：心の緊急事態にそなえる

「怒り」が爆発しそうになったときの応急処置

〜イライラ・怒り・嫉妬をかんじたときは何かの気持ちの裏返し〜

自分の感情に「正しく気づく」方法を〔5〕～〔29〕などでふれましたが、ここでは困ったときのとりあえずの応急手当エクササイズをご紹介します。

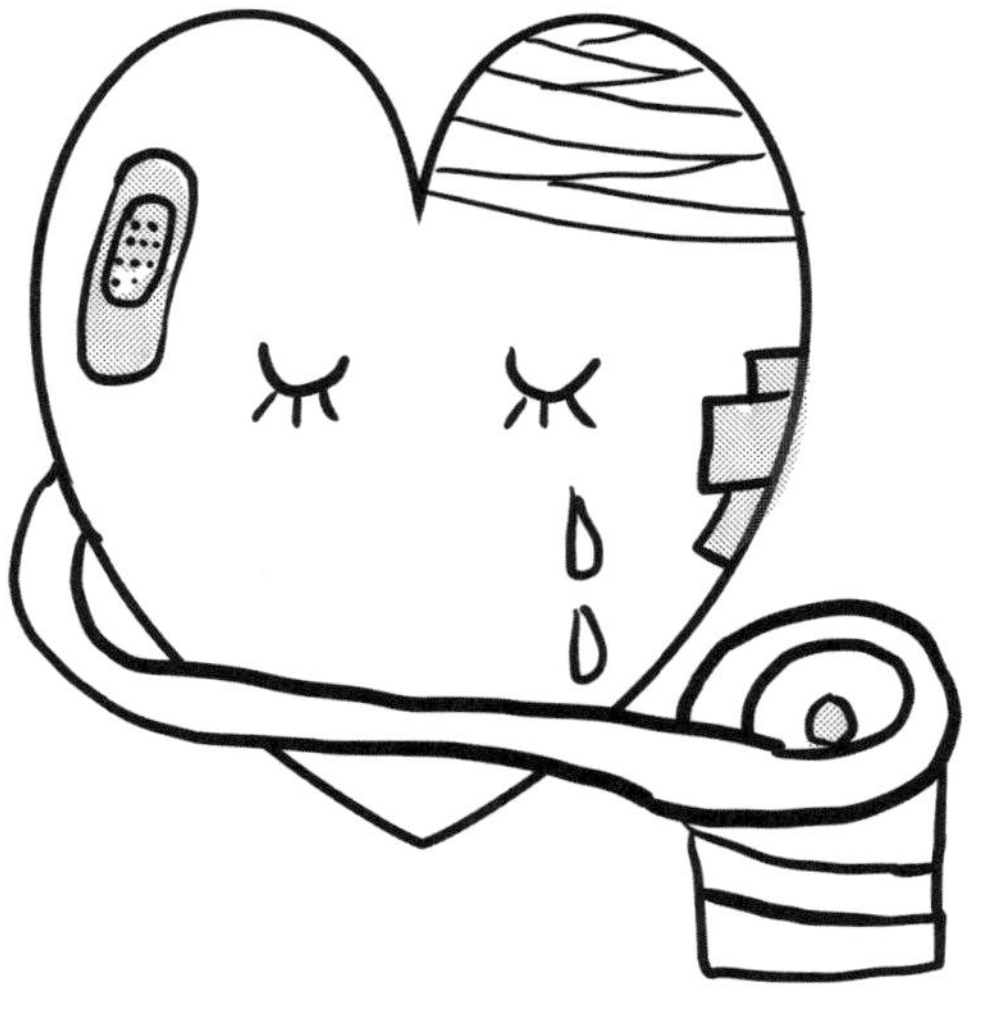

関連項目→〔5〕～〔29〕

62

怒りを感じた時の6秒間ルール
～離れる・6秒・深呼吸～

やりかた

《イライラ・怒りが爆発しそうになったときの応急処置》

●頭に血が上ったときすること

⬅

① 物理的に怒りの対象から一瞬離れる
（トイレにこもる・場所が無理なら目をつぶっても良いと思います）

② ゆっくり6つ数えます
声に出してもよいし、頭の中で「ひとーつ、ふたーつ、みーっつ、よーっつ、いつつ、むっつ」と数えながら深ーく深呼吸してもよい。
深呼吸するときは、吐く息（の時間）を吸う息より長く。

関連項目→〔19〕〔20〕〔21〕〔28〕
関連ページ→ 18ページ

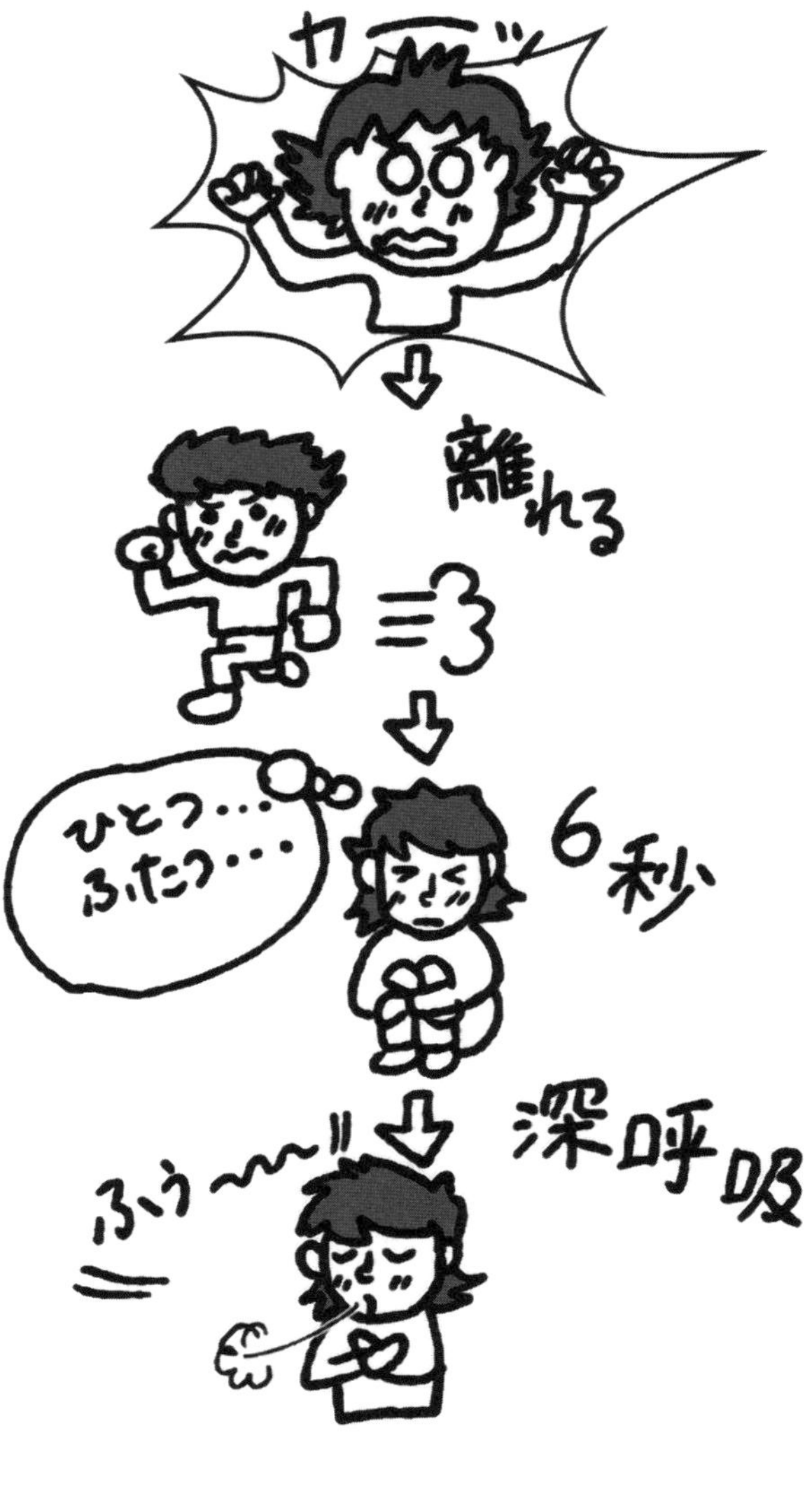
カーッ
離れる
ひとつ…
ふたつ…
6秒
深呼吸
ふう〜〜〜!!

解説

アンガーマネージメント（怒りの感情のコントロール）やアサーション（上手に相手に自分の気持ちを伝える方法で、例えば、ＮＯといえない人が上手に相手にＮＯというとか、不快だというような、言いづらい気持ちを上手にあいてに伝える方法を含む）の業界ではよく知られている「怒り」が爆発しそうになったときの応急処置です。

例えば、激昂《げきこう》して、相手にひどい言葉を吐きたくなったり、イライラして泣きじゃくる我が子に手をあげそうになったり、ＳＮＳのコメントや投稿で人が傷つくような誹謗中傷を書き込みたくなったりすることって、人間誰でもあると思います。

筆者も、自分の子どもらが乳幼児の時、イライラがつのり、ひどい言葉を浴びせかけたくなったり、子どもらがぐずったりしたときは、幾度も手をあげそうになりました。朝のバタバタした時間、母のわたしは、イライラがつのり、思わず我が子の髪をとく手に力が入ったことも何度かあります。

ごめんなさい。

人は疲れやストレスがたまっているとき、寝不足、心身が弱っているときなどもそうですが、「怒り」を感じやすくなります。

関連項目→〔6〕〔28〕
関連ページ→ 28〜29、97ページ

人間、怒りが頂点に達しても、まずは、ゆっくり6つ数える時間を抑えると、冷静になれるといわれています。怒ることによって出るアドレナリンのピークが「6秒」だという説からそう言われていますが、加えて、「怒り」という感情からいったん自分の注意もそらすことも合わせるとなお良いかと思われます。

POINT

1：離れる
2：6秒間ルール
3：怒りを静める深呼吸

63

ふだんから心の緊急事態に備えておく

「いつ起きるかわからない災害に備える」

という防災についてはイメージがつきますよね。まえもって避難場所を確認しておいたり、いざとなったときの対策を何通りか考えておいたり、防災グッズを用意しておくと安心です。

このことは、心の傷についても同じように言えます。

心の防災マニュアルを作っておくと、普段からいざという時には「自分の居場所があるのだ」という安心感を得ることができます。また、心が傷ついた際には、素早く手当をすることができます。

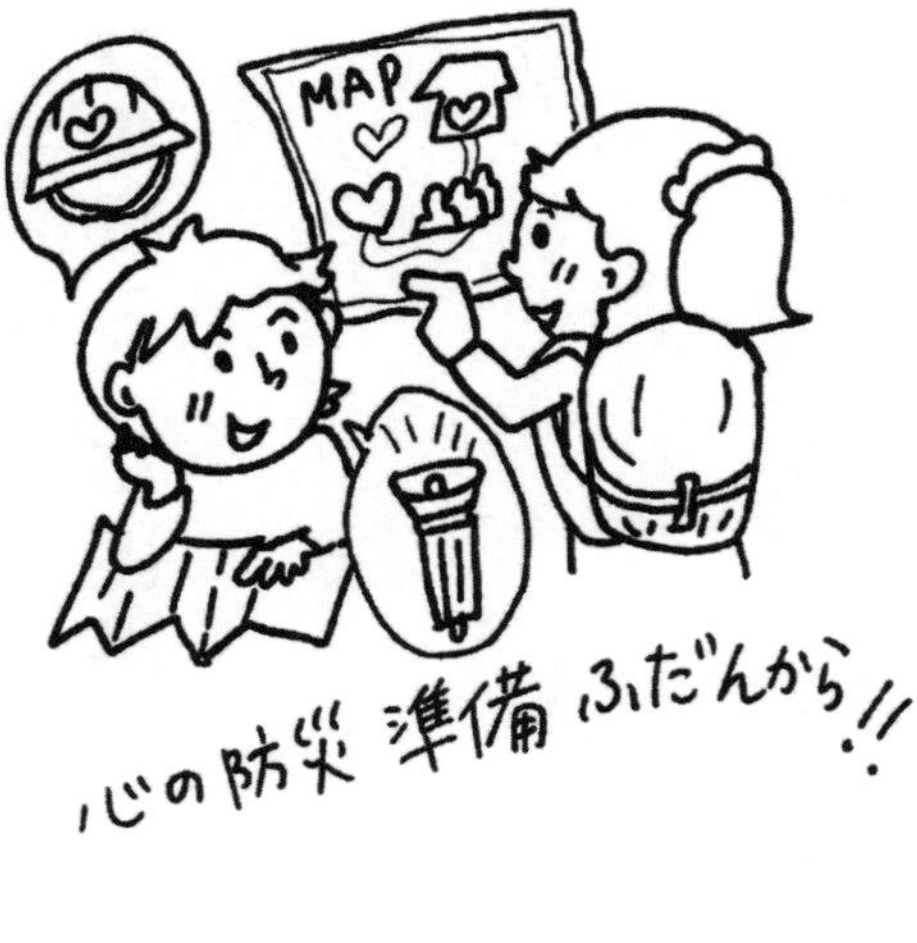

関連項目→〔65〕〔66〕

64 激しい拒絶の体験は「がんの痛み」「自然分娩の痛み」に匹敵

人から拒否されて傷ついた経験は、多かれ少なかれどの方も持っているのではないでしょうか。

・お祭りやイベントがあるけど仲良しグループから自分だけ誘われなくてズキっときた
・ママ友の集まりで自分だけ誘われず胸が痛くなった

というようなこともそうです。

◆急にBAN《バン》※注されて拒絶により傷つく世の中◆

さらには、現代だと、ネットつながりが多くなってきていますから、例えば
・Zoomの飲み会やLINEのグループから外されてガーンと思った
・SNS上でのコミュニティーで、参加していたら、いきなり「BAN《バン》」されてすごくショックだった

※注：BAN《バン》（された、される）→最近のネットスラングで、主催主から禁止されて利用停止になったり、You Tubeなどでのコメント投稿禁止、webのチャット上でコメント禁止などになる状態というような、拒絶された状態を総称して言う。

関連項目→〔67〕

――というふうに、ネット交流の中で、「小さな拒絶」でも「大きな痛み」を感じたり、「仲間外れ感」で心が傷ついたりする人もいるかもしれません。

「バーチャルな拒絶」も「リアルな拒絶」と同様に、深い拒絶体験につながると、筆者は感じています。

自粛《じしゅく》により様々なSNSのツールで社会に繋がる機会が増えました。自分では「仲間」だと思い込んでいたネット上のグループからいきなり「BAN」されるような激しい拒否を受けると、心が折れそうになりますね。

しかし、実際は、「BAN」する側は、いたって軽い理由で「BAN」や「ブロック」していることがほとんどです。

例をあげると、参加者が予想以上に多くて回線が不安定になったため管理側が一定人数BANせざる終えなくなったとか、YouTubeだと個人的な理由で自分の意見にあわない人が出てきて炎上しはじめたから、もう思い切って全員BANした、などです。

しかし、急に「BAN」された側の個人のほうは、理由もわからずいきなり仲間外れになった感が否めません。したがって「わたし（僕）、何か悪いことしちゃったのだろうか」と、クヨクヨし、自己嫌悪感でいっぱいになる人も多いかもしれません。

前述したような、人から激しく拒絶されたときの日本語表現として「胸がしめつけられそうになった」「胸が痛い」「心痛きわまりない」という言い方がありますが、これは全くの比喩ではありません。

というのも、激しい拒絶の精神的ダメージを身体の痛みに例えると、「麻酔を使わない分娩」や「がんの痛み」に匹敵するという調査結果もあるからです。

このように拒絶されるなどの心が激しく痛む経験をした場合のダメージは想定外に甚大です。なので、ふだんから備えて、自分なりの「レスキュー部隊名簿」を作っておくことをオススメします。

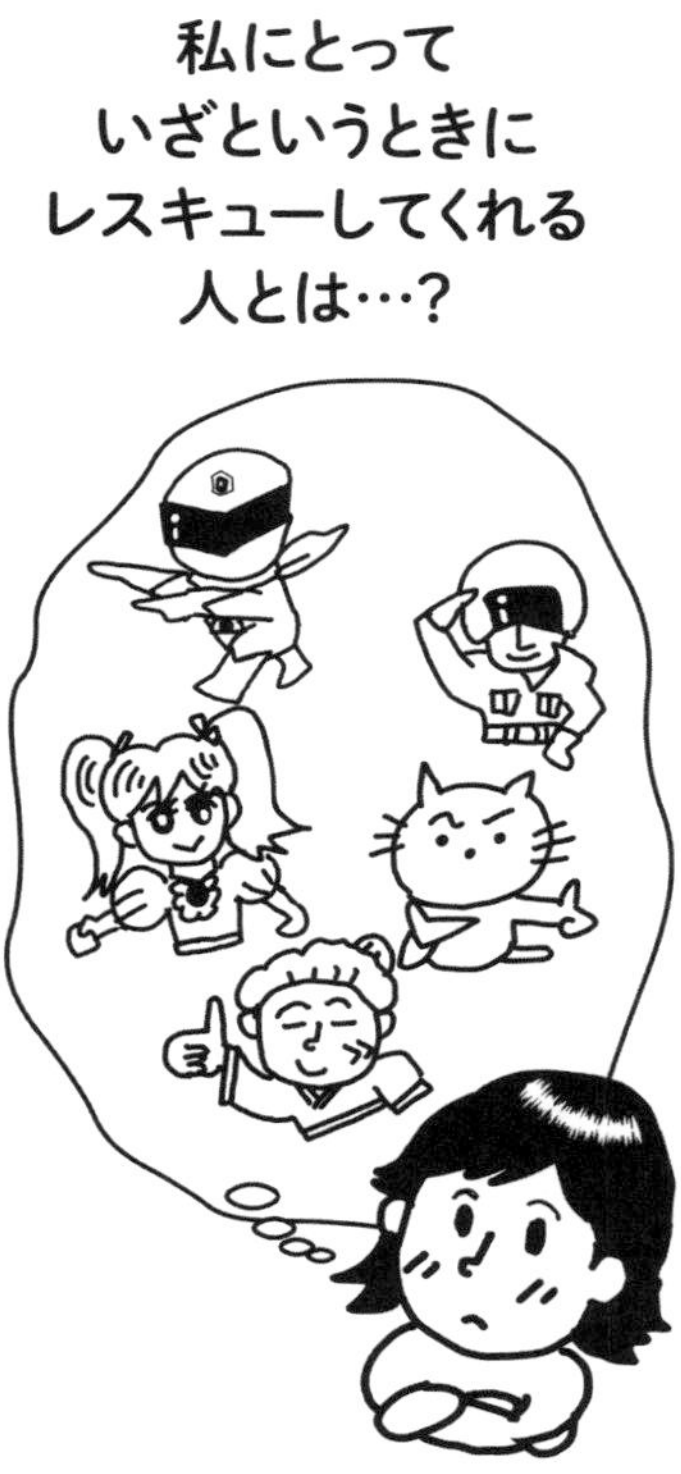
私にとって
いざというときに
レスキューしてくれる
人とは…?

65

レスキュー部隊の名簿作り

いざ、心が傷ついたときに誰に気持ちを吐露できるか、できるだけ多くの人を具体的に思い浮かべて書き出してみましょう。

コツとしては、日常でいつも顔を合わせている人達だけではなく、年賀状のやりとりのみの同級生、恩師、故郷にいる親友、おさななじみ、遠くに離れてくらしている親戚、先輩、数年前に知り合った知人、昔お世話になった上司、同僚、先生、入院中に知り合った友達、昔の育児ママ友…など、幅広く書き出しておくことがよいでしょう。

書き出す作業することにも意味があり、自分にとってのレスキュー部隊員は、結構いるものなんだな、と、確認できるメリットがあります。助けてもらえる確率があがったような気分にもなります。まさに災害時になにかあったときの救助方法を用意しておく安心感に匹敵するかもしれませんね。

見本をみて、自分なりのレスキュー部隊員名簿に記入してみてください

関連項目→〔63〕〔66〕
関連ページ→ 225、231ページ

記入例・方法

あおきちえこ　心のレスキュー部隊

隊員名簿	メンバーNo.	日付・予定
親友のさっちゃん	3	春にあいさつ
りよこおばさん	5	3か月前電話
あいりさん	9	△月〇日 オンライン のみかい した
悠真くん	2	昨日LINEしてみた
小松先生	1	先月メールした
フォロワーのたけしさん	10	たん生日に連絡
境せんぱい	4	1年前の年賀状
(元上司の)かわぐちさん	6	3年前 夏手紙
(高校の友だち)ともちゃん	7	今度メッセージしてみ
(自助グループの)ゆきこさん	8	来月会う
(元職場の)山田さん	11	たまたま電話
(サークル時代の)村上くん	13	〇月ぐうぜん連絡
千住先生	12	〇年研修会であう

① 仲がいい人・一緒にいて楽な人
年賀状・SNS繋がり・自助会・昔の友達・未知の友達でOK
共通の話題が持てそうな人・逆に職場や家族と無関係な立場の人など

② 一緒にいて楽な順番をつけてみよう！

③ 最後に連絡をとった時期・参加予定。
順番に定期的に連絡してみてもOK

心のレスキュー部隊

隊員名簿	メンバーNo.	日付・予定

66

ココロの避難場所を3つ以上、できれば二桁《ふたけた》以上持つ

教育関係や社会学、発達心理学でも広くいわれていますが「小学校以上になったら、子どもにとって少なくとも最低3つ以上所属コミュニティーを持たせるとよい」という見解があります。

所属コミュニティーが多い方が「ココロの逃げ場所・居場所」も増えるわけです。

例えば子どもだと「家庭」「学校」「部活」「少年団」「習い事」「課外クラブ」「留守家庭児童会」「生徒会」「塾」という場所などがあげられますね。

大学生以降、社会人・大人になってくると、より多種多様なコミュニティーをストックできる可能性があります。例えば「大学」「研究グループの仲間」「アルバイト先」「サークル」「会社」「飲み友」「文化教室」「スポーツジム」「ボランティア活動」など。

今の時代はWeb上で共通の趣味や悩みを持つ集まりを発見しやすくなりました。

いざ、ココロが悲鳴をあげたときの居場所を確保しておくことが大切です。

関連項目→〔63〕
関連ページ→ 225、231、246ページ

自分流の家（建物）を空白に書きたして大きな町をつくってもOK！

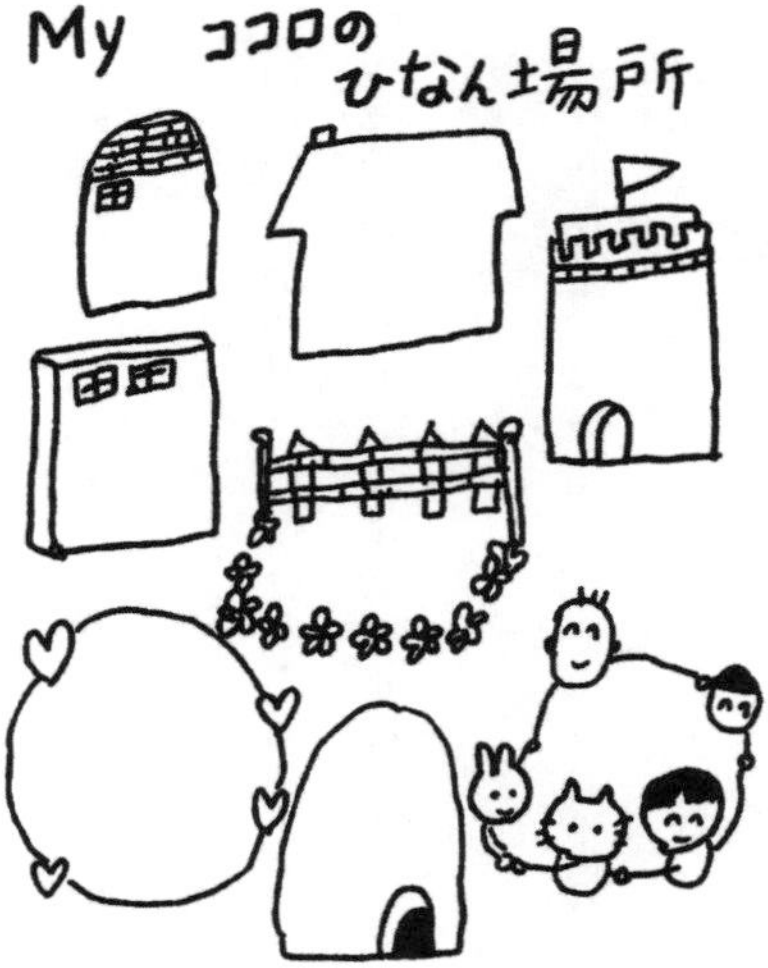
My ココロの
ひなん場所

記入例

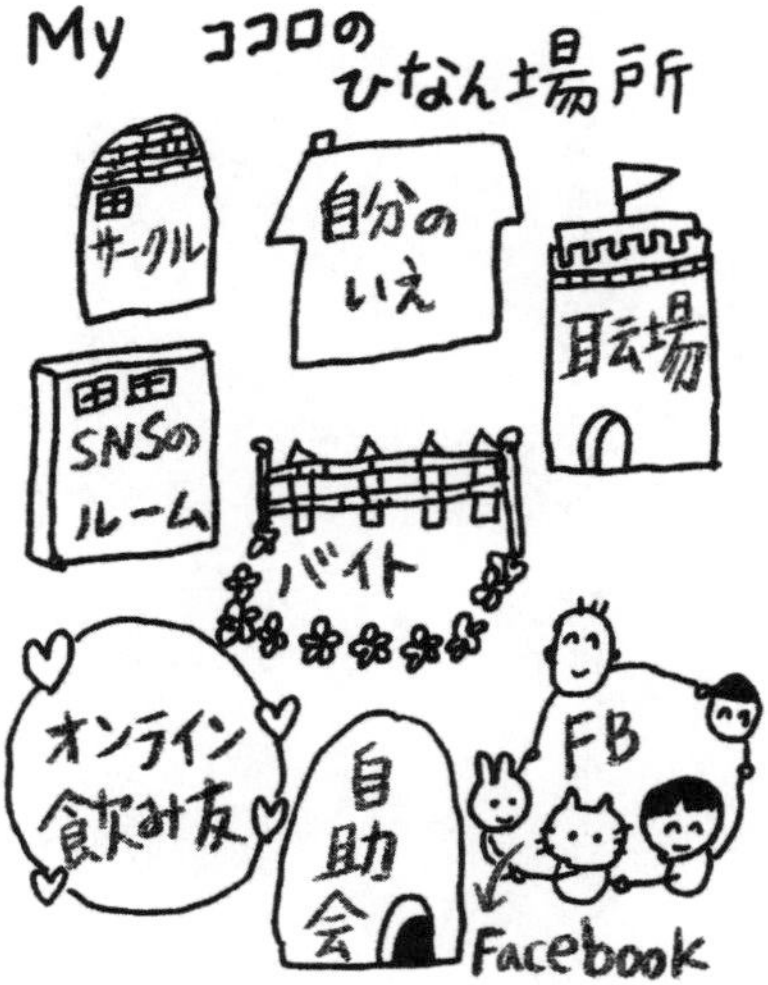
My ココロの
ひなん場所
サークル
自分の
いえ
職場
SNSの
ルーム
バイト
オンライン
飲み友
自
助
会
FB
Facebook

67

心身の『孤独』は最大級の傷に

心身の孤独がもたらす悪影響のうち、あきらかになっていることをあげます。

心身の孤独な状態が長引いた場合の悪影響
・うつ病や自殺願望・不眠の症状がでる
・攻撃性が増す
・高血圧や体重増加、ストレスホルモンの上昇、免疫力の低下が認められる→身体的な不調に陥りやすくなる
・判断力や注意力が鈍る
・意思決定の力が弱まる
・長期的な研究で、孤独によるリスクは喫煙のリスクに匹敵することが示されている
・孤独なときほど他人に厳しくなる傾向がある

関連項目→〔33〕〔64〕

また、更には、いったん孤独の罠にはまってしまうと、その孤独な状態から自分を助けてくれる人達まで遠ざけてしまう傾向があるという調査結果もあります。

つまり、心身ともに孤独な人ほど、ますます人と距離をとるようになって、「孤独の罠」から抜け出せなくなってしまうのです。

精神医学では、さまざまな「依存症（薬物・アルコール・ギャンブルなど）」は社会や人との繋がりがない場合いっそう深みに陥ってしまうことも明白になっており「依存症は孤立の病《やまい》」とも言われています。※注

逆に、人や社会との繋がりがあると、逆境を乗り越えて回復する力（レジリエンス）を高めることが、検証され明らかになっています。

まずは、第Ⅰ章でも述べたようないろいろな方法で、自分の内なる心の悲鳴に「気づき」、そんな自分の気持ちを「認め」、傷ついた自分を癒やすスキルをみいだしていただきたいと思います。

※注：ASK（アルコール薬物問題全国市民協会）・国立精神・神経医療センター、医師　松本俊彦　ら等による依存症専門家の多数検証結果に基づく。詳しく知りたいかたは巻末参照。

関連項目→〔65〕〔66〕

68

過去の「何か乗り越えた体験」に関連づけられた音楽を聴く

過去を振り返って、あなたが何か達成したとき・努力が実って何かを乗り越えた経験——があったとしたら、その時期に聴いていた音や曲・音楽を再生してみましょう。

例えば、

・試験勉強を頑張って合格したときよく聴いていた曲
・その時期流行っていた音楽
・大好きな人とときめきながら観たドラマのテーマソング
・達成感を彷彿させる映画の主題歌

——などです。

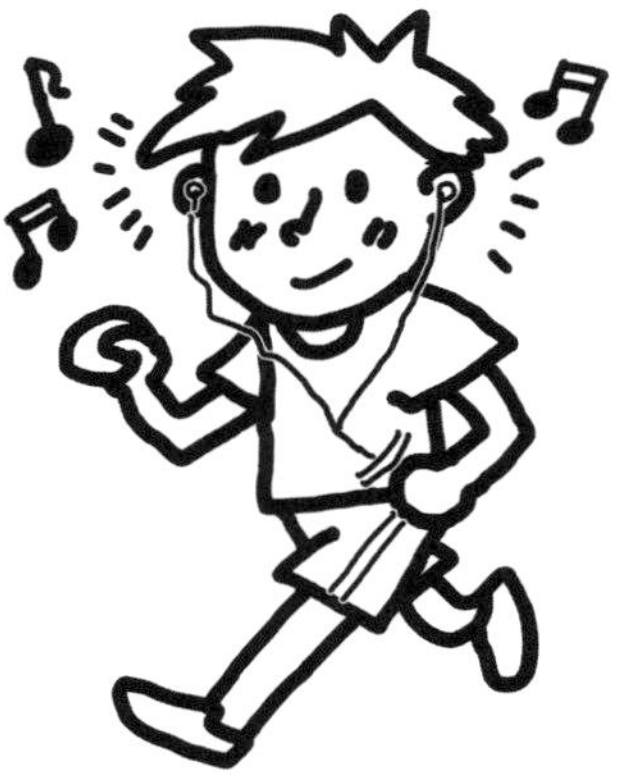

やりかた（POINT）

①過去に乗り越えた経験に関連付いた自分流テーマ曲を思い出す
②スマホの無料アプリやコンテンツで自分好みのプレイリスト集を作成する
③気分をあげたいときそれを聴く
④とりあえず気分があがるまで3曲くらい（10～15分程度）聞く
⑤聞きながら歩いてみたり、振り付けダンス動作をとりいれてもよい

わたしはこれに加え、自分の「こうありたい」「こう生きたい」という役者さんが出演した映画や、次々と難題を乗り越えていく映画のテーマ曲などもミックスしています。
あなたも、「自分流乗り越えるときのプレイリスト集」してみましょう。
そして、難題に直面して乗り越えられるかと不安になったときそれを聴いてみてください。

そのBGMは、あなたの脳の奥底から、当時の「乗り越えたときの体感・達成した感覚」を、引きずり出してくれるでしょう。

関連項目→〔59〕

ちなみに……

筆者の例をあげると映画「The Greatest Showman（ヒュー・ジャックマンさん主演）」・「ボヘミアン　ラプソディー（Ｑｕｅｅｎさんの生き様を描いた作品）」の映画ソングに自分なりに勇気づけられた曲を組み合わせた「オリジナルＢＥＳＴソング集」を数パターン作成してあります。

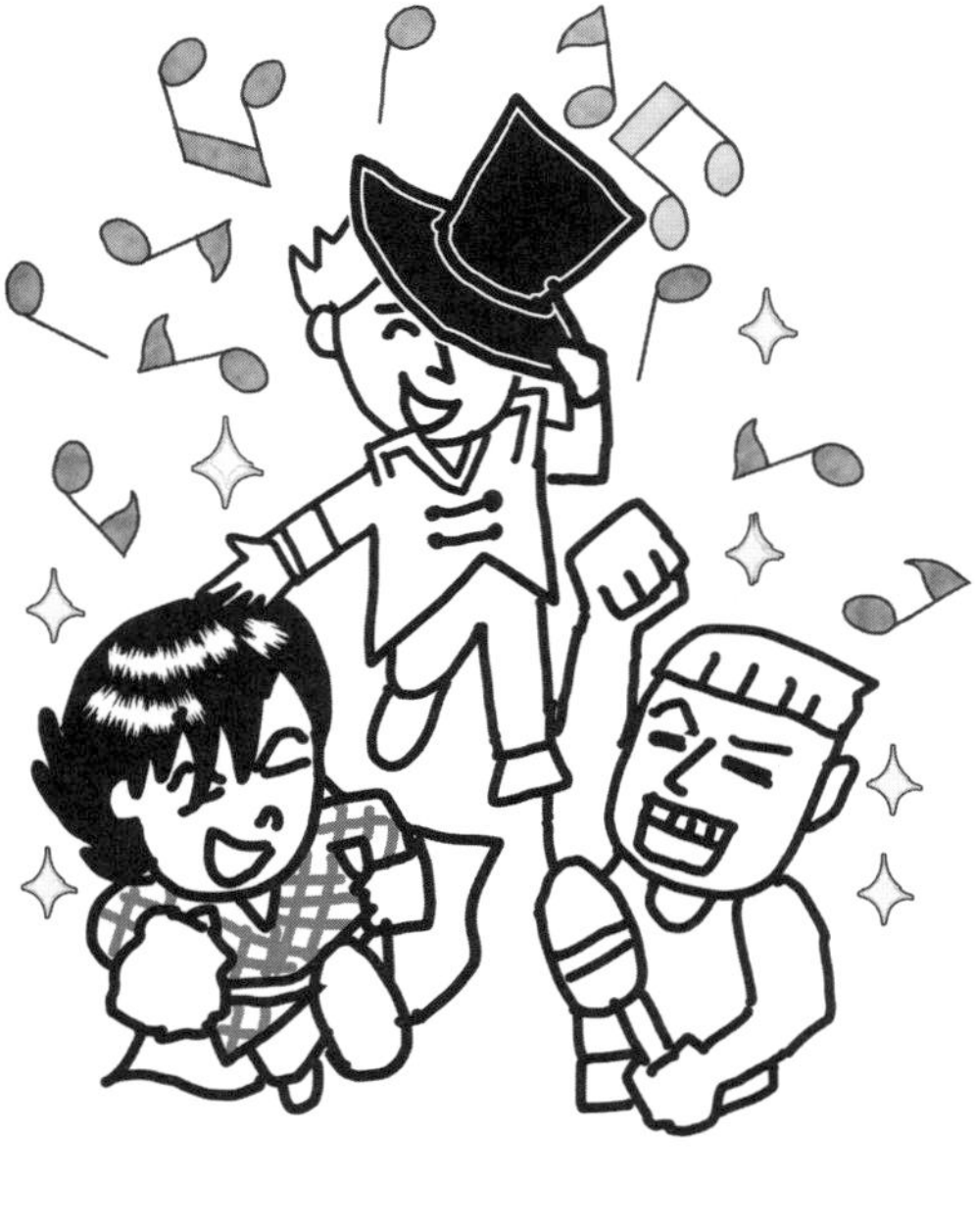

69

SOS発信力をみがく

「助けて」ということは難しいけどとてもダイジなこと。

助けてをひろってくれる人がきっといる。

「助けてという気持ちを話してくれてありがとう」――、そんなふうに言ってくれる「誰か」に出会えるまでSOSを発信し続けてほしい。


「助けて」という気持ちを外に発信することは、とても難しいことかもしれません。大人になればなるほど、素直に「助けて」と言えなくなるのではないでしょうか。

しかし人に助けを求めることができるスキルがあるということは、恥ずかしいことではなく、すばらしいことなのです。

――というのは、周囲に助けを求めることができるということは、「自分のできることがわかっている」

関連ページ→ 123ページ

「自分のできないことを理解し、そのような自分を認めている」

「自分のできない部分が賢くわかっており、その部分について、できる人に助けを求められる」

――ということができる証だからです。

自分のSOSを発信できない人は、できないことも背負ってしまい、自分を追い詰めてしまい、孤独にうちひしがれてメンタルを病んでしまうこともあります。

「助けてほしい」と言うことは勇気がいることかもしれませんが、自分で自分を追い詰めてどうしようもなくなる前に、ぜひ、発信してほしいです。

身内にSOSを発信できない人は、第3者の専門機関にあたってください。

いざというとき助けを発信するためには、普段からSOSを言える場所、(コミュニティー)や、人を複数書き出しておくとよいでしょう。

とくに究極のSOS、心の緊急非常事態のとき――例えば、死にたいくらいつらいときなどは、かたっぱしから、保健所の保健師、いのちの相談窓口、LINEの悩み相談など、様々な場所に発信し続けていくことが重要です。

最初にSOSを言っても助けてくれなかった場合、諦めてしまう気持ちもでてくるかも

関連ページ→ 詳しい相談窓口は123ページ参照

しれませんが、かならず、どこかに、助けてくれる人がいるので、出会えるまで、ＳＯＳを発信し続けてほしいと思います。

少々乱暴な言い方になりますが、いままでに、もし死にたい気持ちにとりつかれてしまった経験がある人は特に、本書に付箋をつけて、自分なりに「死にたくなったらココを読め！」とふだんから自分に言い聞かせておいてください。

（例：深呼吸・ココロのレスキュー部隊員名簿のページなどに付箋を貼っておく、等）

POINT

「助けて」を発信できる大人

①自分のできないことを理解している

②自分のできないことを認めることができている

③できる人に助けを求める力がある

関連項目→〔65〕〔66〕
関連ページ→ 18ページ

70

積極的に「休む」のススメ

～「つかれたとき休む」ということは怠惰でも逃げでも恥でもない～

これは、筆者がとくにお伝えしたい内容のひとつでもあります。

「休む」という選択は一見、後退しているような、または、前進していないような、そんな後ろめたさを持っているとしたら、それは違うということです。

「休む」という積極的な決断をしたあなた、「充電期間に突入する」という英断ができたあなたは、自分を誇りに思ってください。

重いうつ経験者である筆者が、おおくの方に声を大にして言いたいことは、重いうつ状態でどうしようもなくなったとき、

やるべきことはたったひとつでよいのです。

「離れて休む」。

物理的に、ストレス源からまず離れましょう。

会社が辛い、もうメンタル崩壊だ…辛い。
休みましょう。
こもりましょう。
ＴＶ、うるさい音から離れて布団の中で寝ましょう。

命がなくなるよりはずっとマシです。
会社や仕事については、誰かひとりが突然休みに入ったとしたらはじめは何らかの噂や憶測が流れるかもしれませんが、それは一瞬で、いつかどうにかこうにか、別の人が仕事を代行できます。

▼でも、あなた［　　　　］自身の代わりは誰もできない。
（［　］の部分にあなた自身のお名前を書き入れてみてください）

再々の自殺念慮という「死にたい気分」を経験してきた体験者からのお願いでもあります。

関連項目→〔33〕
関連ページ→ 110〜111ページ

「死にたい念慮」は、うつの回復途中でも、何度もおそってきます。そして、深呼吸をしたり、誰かに電話をしたりして（←そんなときにきまって公的電話がつながらないことも多かったが）、1分深呼吸して生きる。

できたら、もう1分、深呼吸して生きる。

…そのくりかえしが非常に辛いのですが、時間が経ち、月日が流れると、

「やっぱり生きていてよかった」、と思える時が必ず来ます。

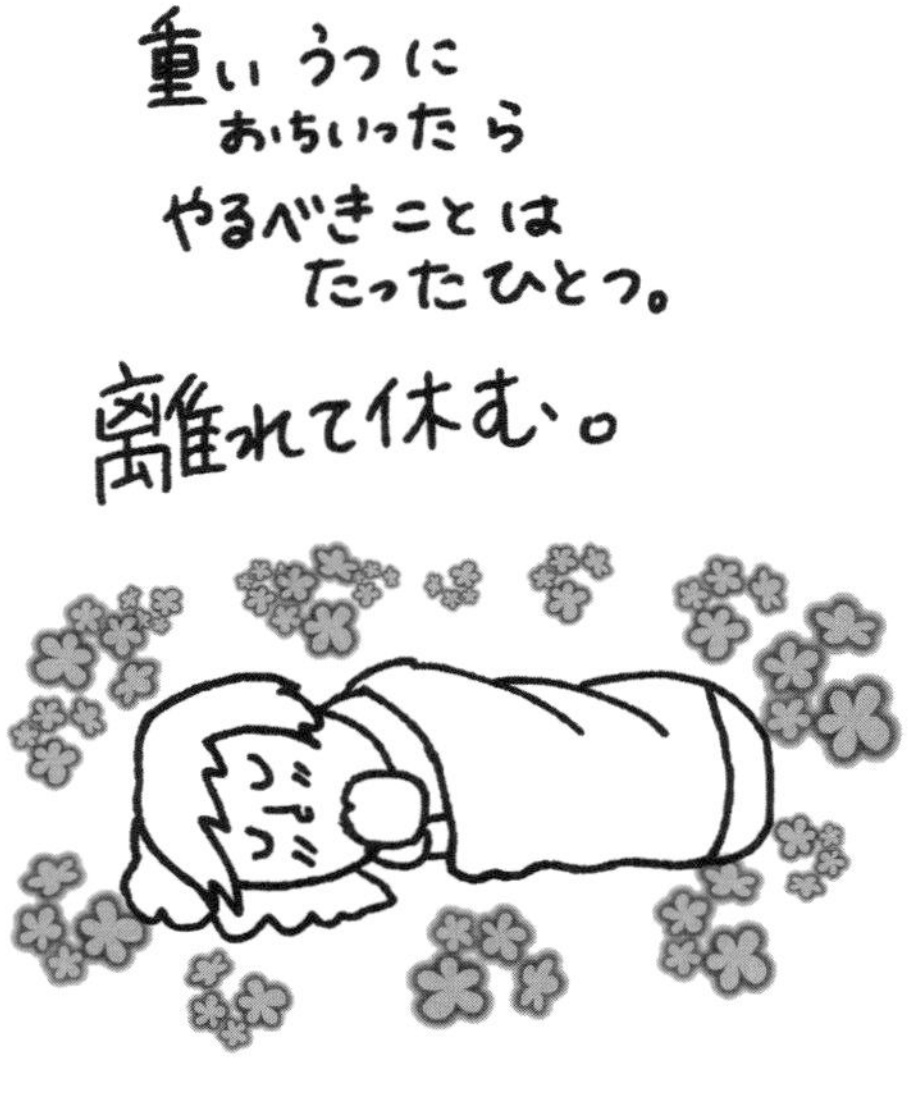
重い うつに
おちいったら
やるべきことは
たったひとつ。
離れて休む。

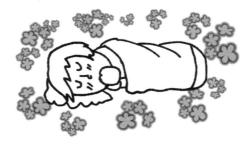

関連項目→〔2〕
関連ページ→ 18、110〜111ページ

コラム

「死にたい念」を軽く見ない！

「死にたい念」が頭から離れない状態で、無理矢理学校や会社にふらふらの状態で出勤（登校）するのはやめましょう。行き着くまでに疲れ果てて、踏切や、地下鉄、川、歩道橋、を通ったときなどに発作的に行動にうつしてしまう恐れがあります。かくいう筆者も「自殺念慮」を経験したことがあり、大きな川の橋の上では通行人の方、そして、露天風呂の屋上では歯抜けのおばあちゃんに助けてもらった体験があります。

家族や身近な人は、そっと一緒の空間にいてあげてください。そして、休ませてあげてください。

「死にたい」をあなどるナカレ、です。

関連項目→〔33〕
関連ページ→ 110〜111ページ

71
「幸せになること」が目標だと幸せにはなれない

「幸せ」にはかたちがなく、幸せだと感じる状態は人それぞれで、さらには、ライフスタイルの変化や、年齢、社会の風潮により、時々刻々と「幸せを感じる状況」も変わっていきます。

つまり「幸せにはハッキリした形も正解もない」ので、「幸せになること」そのものを目的にしてしまうと、いつまでたっても「幸せ」を十分に感じることができず、「まだ何か足りない」ような不安にとらわれてしまいます。

「幸福感」を感じるためのコツとしては、好きな事に没頭する、自分で決断して行動する、何かを乗り越えて達成する、——などが挙げられます、

POINT

幸せは追いかけるものではなく、あとからついてくる

※幸福感：主観的な幸福の感じ方。「主観的幸福感尺度」や「人生満足尺度」で測ることが多い。

関連項目→〔23〕〔72〕
関連ページ→ 33、242、236、245、270ページ

『僕はライオンになりたかった』

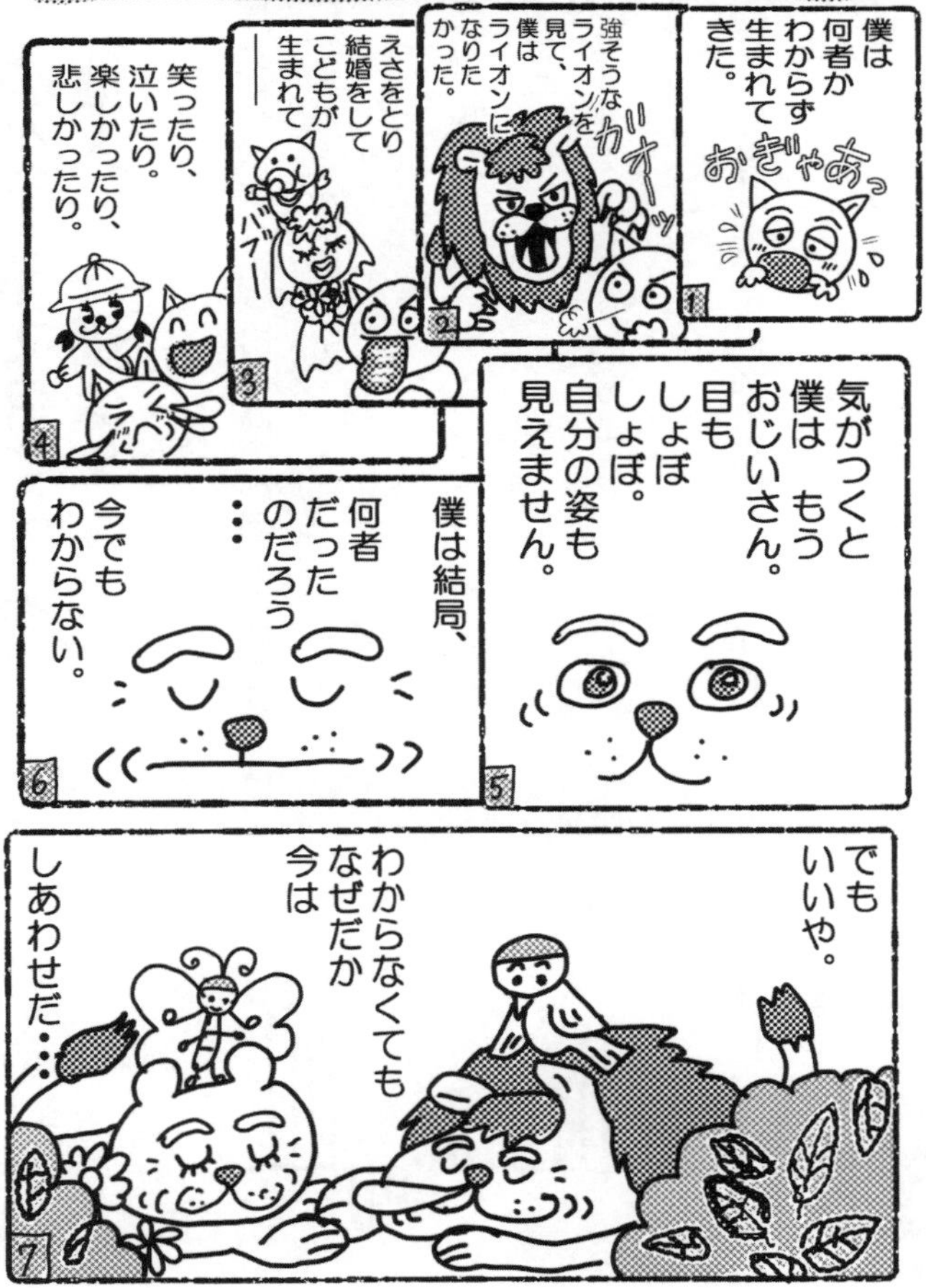
僕は何者かわからず生まれてきた。
おぎゃあっ
強そうなライオンを見て、僕はライオンになりたかった。
ガオーッ
えさをとり結婚をしてこどもが生まれて――
パパー
笑ったり、泣いたり。楽しかったり、悲しかったり。
気がつくと僕は　もうおじいさん。目もしょぼしょぼ。自分の姿も見えません。
僕は結局、何者だったのだろう…
今でもわからない。
でもいいや。
わからなくてもなぜだか今はしあわせだ…

72 自分基準で評価する。他人軸評価は×

一日の目標や、短期ゴール、**出来高の評価を決める基準は、必ず自分軸にする**ことが重要です。

たとえば、仕事でしたら、

「客が自分に御礼を言ってくれたので今日は高評価」――と評価するのではなく、

「昨日は私は3件こなした（30分こなした）が今日は4件（40分）できた」

というふうに、自分基準で可視化・数量化して評価をする、ということがダイジ。

例えでは、「客から御礼を言われたから」ということ自体は、

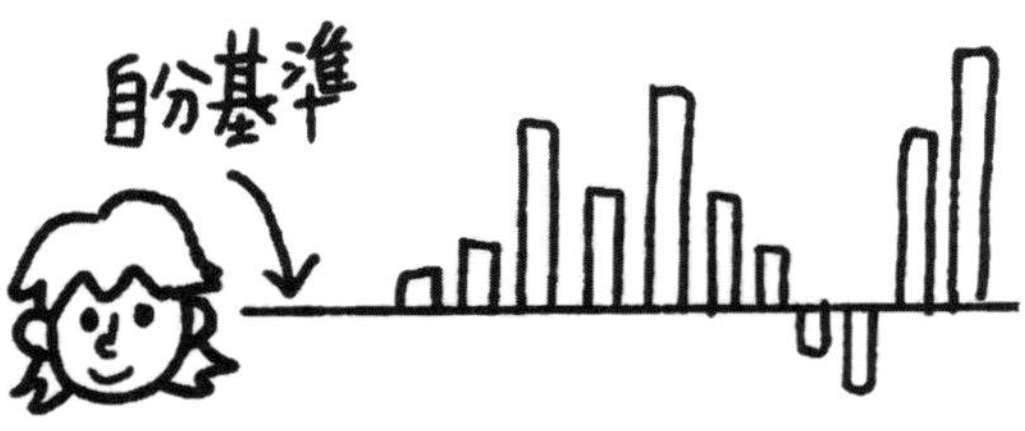

「嬉しいこと」に間違いはないですし、嬉しく感じることは大変よいこと。ですから「嬉しかったことリスト」にのせることはOKです。しかし、これを自分の評価基準にしてしまうと、他人によって自分の評価を決められてしまうことになるので、自分では統制できないどうしようもないことで、自分の幸せや自分の存在意義がふりまわされてしまうことにもなってしまいます。

すると、だんだん、他人を気にするようになり、他人によく思われるにはどう振る舞えばよいかということにとらわれてしまいます。そうなると、自分主体の「幸せ」というのが何なのかわからなくなってきてしまい、自分はどうしたらよいのか、自分で自分のことが決断できなくなってしまいます。

自分にとって、何が幸せなのかわからなくなると、達成感も味わえなくなります。しまいには、何に対しても虚無感を感じるようにさえなってしまうのです。

他人から御礼を言われたり感謝をされたりすることに対して嬉しい感情がわくことは確かですし、他人から感謝をされる行い（善行や奉仕）することはレジリエンス（逆境に耐え、乗り越える力）をアップさせるには有効ですが、それ（他人から御礼や感謝を言われることなど）が自分の目的そのものにならないよう、注意することが必要です。

関連項目→〔71〕〔74〕〔80〕
関連ページ→ 242、245ページ

POINT

目標や達成評価基準は自分軸で

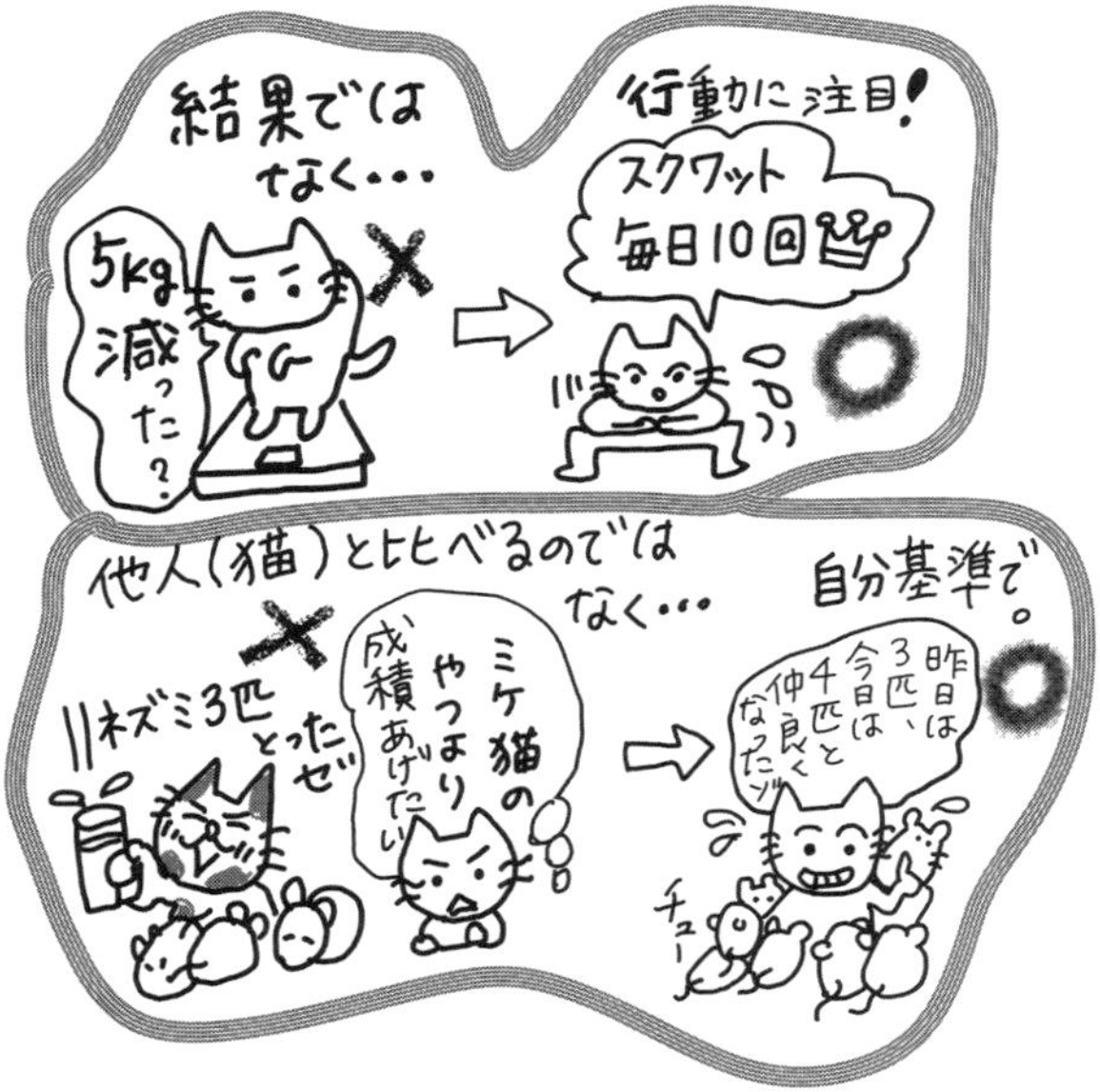
結果ではなく…
5kg減った?
行動に注目!
スクワット毎日10回
他人(猫)と比べるのではなく…
ネズミ3匹とったゼ
ミケ猫のやっぱり成績あげたい
自分基準で。
昨日は3匹、今日は4匹と仲良くなったゾ
チュー

73

短期の目標は「小さなデキタ」のつみかさね

夜寝る前に次の日にやることや目標を些細なことでよいので3つ程度書き出しておくとよいでしょう。

人によって内容は違いますが、

些細なことの例えでいうと、
「燃えるゴミを朝、出す」
「歯医者の予約をする」
「スクワット10回する」
「近くのスーパーまで買い物をひとつして帰ってくる」
「ポストに書類を投函する」

関連項目→〔23〕〔71〕〔72〕〔80〕
関連ページ→ 242〜243、270ページというくらいの本当に小さなことでOK。

そして、できるようになったら、少しずつステップアップ。

《デキル目標のコツ》

①結果ではなく、行動に注目！
例）体重が●●kg減った、という結果ではなく、10回スクワットをした、とか●●歩散歩した、英会話の例文を3個覚えたなど
②自分軸評価であること（他人評価で決まるものにしない）
③To do リストのうち少なくともひとつは必ず達成できるものを入れる
例）お昼寝をする、とか、本書の3分トレを1つする、など…


この要領は、知識やスキルをみがいて、高みにいる人でも、どんな方でも活用できます。

「昨日は●●さんに感謝を伝えられた」

「先週は1冊読書したが今週は2冊読めた」とか、

「先月は1日平均何歩ウオーキングできたけど、今月は1日平均何歩散歩できている」

関連項目→〔71〕〔72〕〔73〕

というふうに、

自分はいつでもどこまでも伸び続けていけるのです。自分の価値観のもとに目標を決めていきましょう。

コラム

「小さなできた」を積み重ねる！

筆者は重いうつに陥った時、仕事も家事もテキパキバリバリこなしていた自分が、ゴミ出しひとつできなくなりました。

思考も鉛の鎖がかかったようになり、なんの判断も決断もできないというありさまでした。この辛さは、経験者にしかわからないかもしれません。

なんだか、突然できていたことができなくなり、自分が情けなく、無価値に思えてなりませんでした。

家族に迷惑をかけている申し訳なさでいっぱいになりました。

そんなときの「小さなできた」のつみかさねが積もって回復の道のりにのれたと実感しています。

関連項目→〔73〕
関連ページ→ 110～111ページ

74

SNSを上手に使いこなそう！

SNSは諸刃《もろは》の剣《つるぎ》。使い方を間違えると一気にダークサイドに引き込まれてしまうので、その部分注意しながら、強力な武器や防具として使いこなしましょう。

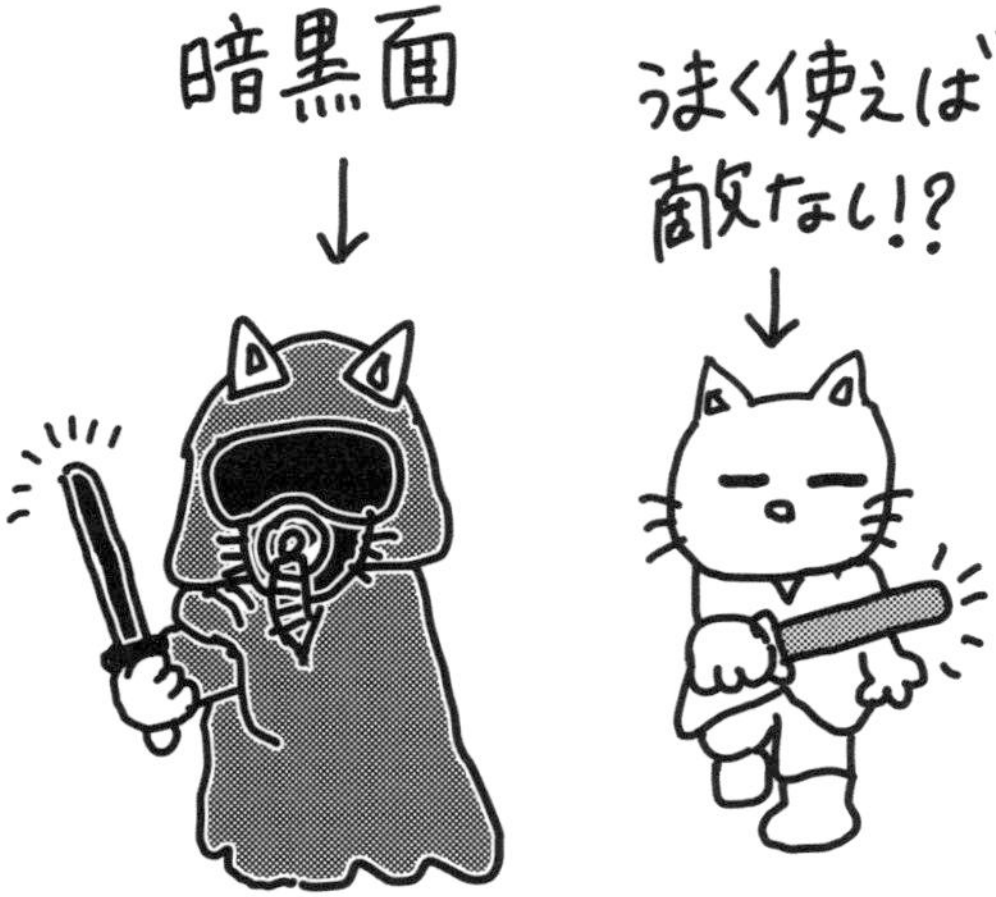

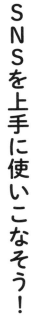

コツ

■幸せ自慢が目標の「発信型ＳＮＳはみない」

自慢型ＳＮＳ（インスタグラムや、幸せ自慢が目的である他人のＦａｃｅｂｏｏｋなど）をのぞいてしまう人は、不安やストレスが増幅するという研究結果があります。

これは、前述のＳＮＳをみると、他人の芝生は青く見えるというように、他人のほうが幸せに思えて、結果、ストレスになるという考察がなされています。

とくにインスタグラムなどは、インスタにあげている当人は、「私は充実しているのよー！幸せなのよー！みてみて！褒めて！」という至福の１枚をのせる訳ですから、それを見た場合、どうしても今の自分と比較してしまい、自分のほうが不幸で、他人より劣っているような気分になってしまいがちです。他人より充実してないような感を深めてしまう結果、自ら自分自身の不安をあおって負の感情が増幅してしまいます。「他人が何をしているのか気になる」「自分のほうが幸せだと感じたい」というような目的でＳＮＳを利用することはやめたほうがよいでしょう。

ＳＮＳ全てが悪いわけでは決してありません。賢く利用すれば自分力をあげることもできます。

関連項目→〔71〕〔72〕

■確固たる目的を持って利用する

例えば「事業」「仕事」「自分のＰＲ・宣伝」「他の人から学ぶ」「情報収集」「自分と同じ境遇の人達とつながる」「仲間を募る」——そのような確固たる目的のもとにＳＮＳを利用することはＯＫです。

ＳＮＳにもいろいろなツールがあり、所属している人達の種類や目的も様々ですから、うまく利用すれば、無敵の武器になります。

しっかり使い分けましょう。

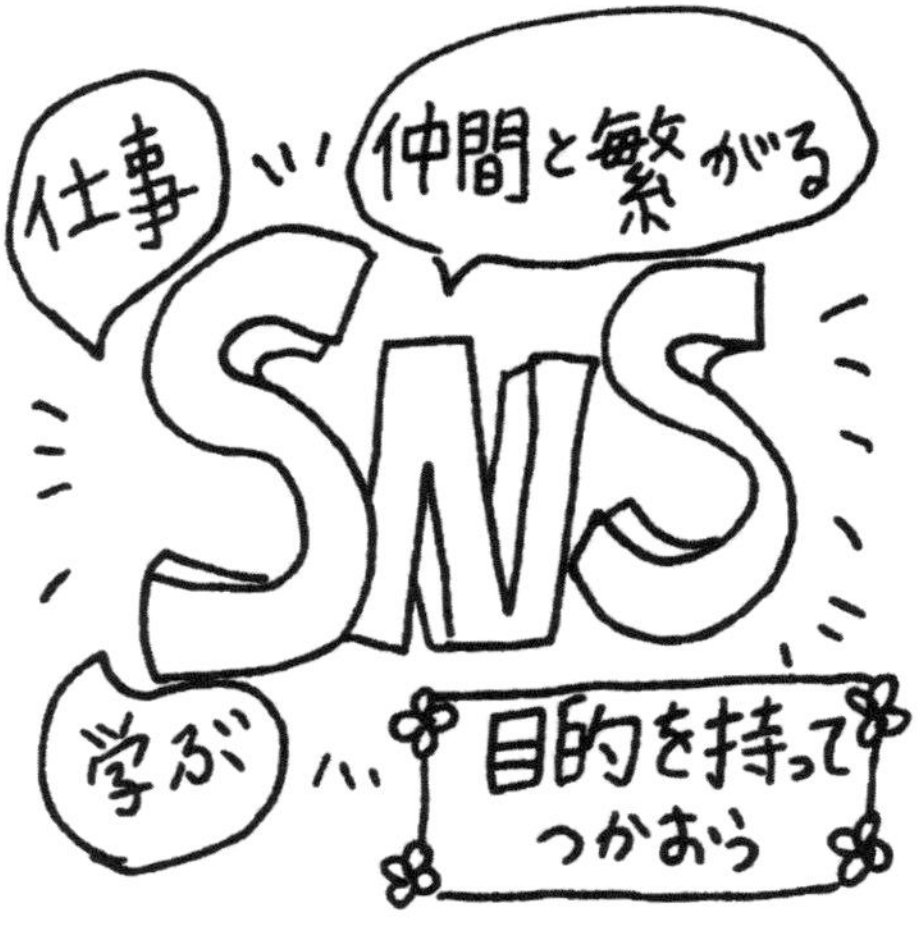

関連項目→〔66〕

75
願いが叶う！　未来自分史
～人生MAP《マップ》をつくろう～

「自分史」という言葉をどこかで聞いたことがあるかと思います。

例えば、文化教室や高齢者大学などで「自分史を書いてみよう」という講座もありますね。

また、最近は、毎年使う手帳に付録として「自分史年表」がついていることもあります。

実際、筆者も実は「ジブン手帳（商品名）」のＬＩＦＥという別冊部分で、誕生から100歳までの人生イベントを記載し、自分流手帳術の一環として「自分史」部分を活用しています。

書店でみかける「エンディングノート」の付録にはたいてい自分の生き方を振りかえる自分史がついています。

実はこの「自分史作成」は少しアレンジした形で前記以外の場でも使われることがあります。

関連項目→〔79〕

例えば小さい頃、虐待を受けた人や、過去に心の傷を負うようなトラウマを持つ人が、回復する（乗り越える）過程の中で、自分と向き合える心の準備が整ったときに、専門職（ちゃんとトラウマ治療の知識を持つ人）の元で（少しアレンジしますが）、自助グループなどで行う作業の一つとしても活用されることがあります。

しかし、このように過去を振り返るだけでなく、また、大変特殊なトラウマ体験がある人が利用するだけでもなく、ちょっとした工夫を加えて「自分史」を作成することで、ごくごく一般の方でも活用することが可能です。

うまく活用して日々の小さな「嫌なこと」に対する自分流対処法を見出し、さらには、今後の自分の人生をより豊かにする可能性があるのです。

「自分史づくりって大変なのかな」と、難しく思う必要はありません。

普通の人にもできる作業です。

自分の過去の出来事から困難を乗り越える自分なりのヒントを見出して、未来の自分を豊かにしてみましょう。

「自分時間」がとれた！と思ったときがチャンス。

自分を人生単位の大きなくくりでとらえ、過去の嫌な出来事や、逆に、うまくいった出

関連ページ→ 68ページ

来事の共通項をみつめなおし、今、これからの人生を豊かにする戦略をたててみましょう。

用意するのは
たった
1本の筆記具。

では早速、世界にひとつの
自分史、そう、人生MAP《マップ》を作成してみましょう！

(名前）　　　　の人生MAP

ポジティブ体験

ネガティブ体験

誕生

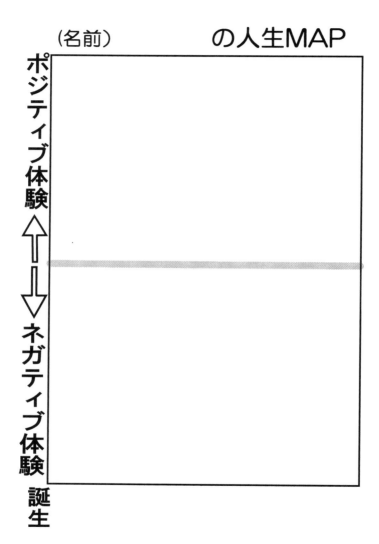

記入例

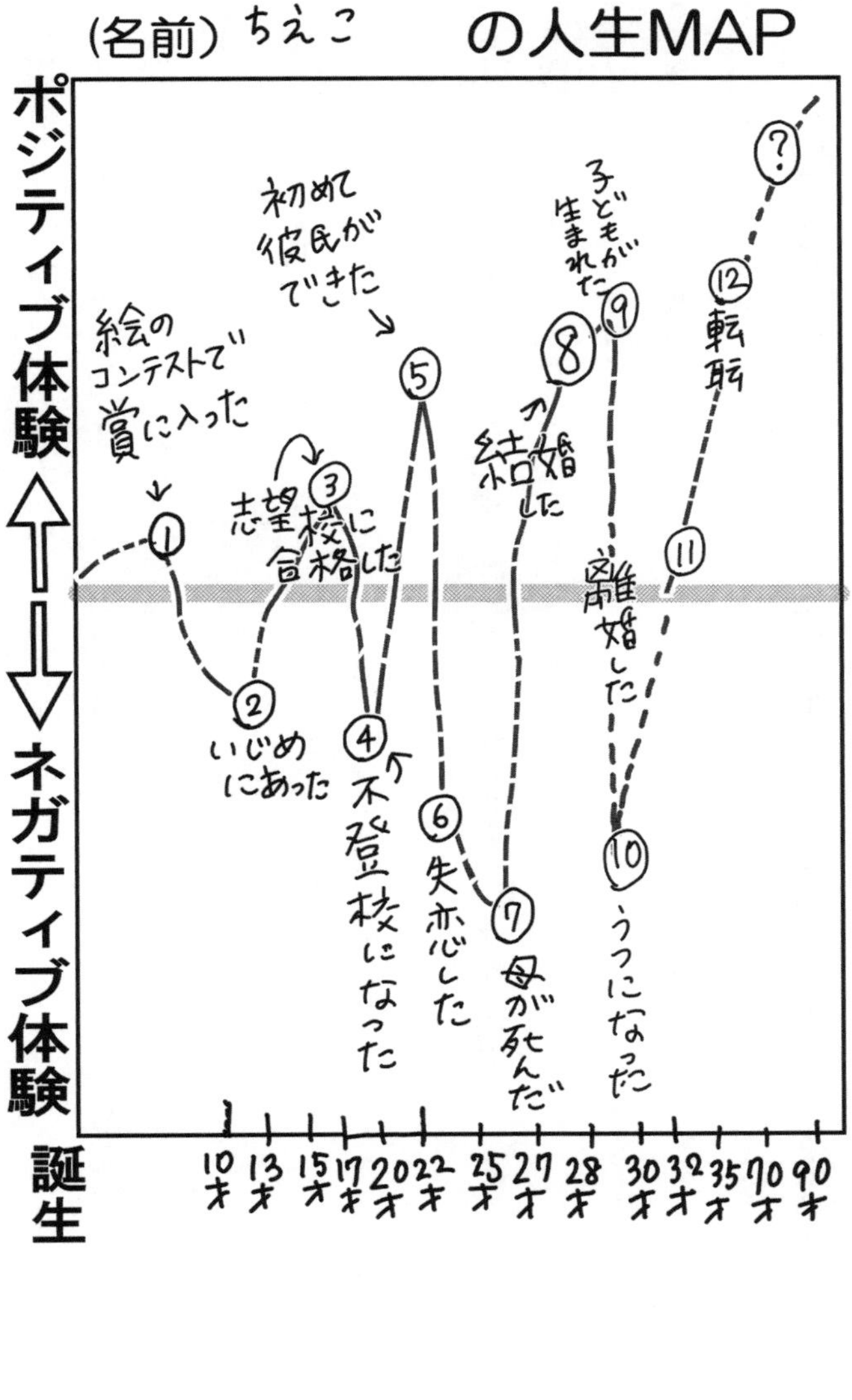
(名前) ちえこ の人生MAP
ポジティブ体験
ネガティブ体験
誕生
10才
13才
15才
17才
20才
22才
25才
27才
28才
30才
32才
35才
70才
90才
① 絵のコンテストで賞に入った
② いじめにあった
③ 志望校に合格した
④ 不登校になった
⑤ 初めて彼氏ができた
⑥ 失恋した
⑦ 母が死んだ
⑧ 結婚した
⑨ 子どもが生まれた
離婚した
⑩ うつになった
⑪
⑫ 転職
?

まずは

自分が誕生してから現在までの過去について記入します。

見本251ページをみながら、250ページの空白に過去の印象深かった出来事を簡単に記入していきます。

・横軸は、自分が誕生した年を基点にして「年齢」(もしくは学年や、西暦でも可)。

・縦軸は「気分」「気持ち」「感情」です。

基準線より上が「嬉しかったこと・楽しかったこと・達成感を感じたこと」ポジティブな感情度合いです。

基準線より下は「悲しかったこと・嫌だったこと」などネガティブな感情度合いです。

それらを思い出しながら「見える化」してみましょう。

見本、251ページを参考にしてください。

おぎゃあーと、自分が産声をあげたときの感情はどの人も自分では覚えていませんよね。

ですから、基準点プラスマイナス0《ゼロ》として、次、ちいさなことでもよいから、パッと思い出せる「良い(あるいは嫌な)気分になった出来事」と「大体の年齢や学年」を縦軸と横軸で考えて、点に落としてみましょう。

あとから別表にするので見本251ページのように番号をふってもよいでしょう。

表の空白に、簡単に出来事と、その時の気持ちを書きます。

ひとつ書き入れたら、次に起こった出来事を記入するときには、それに比べて、どれだけ良い（あるいは嫌な）気分だったか、基準ができるので、右方向に点（番号）がふられていきますね。

最後になんとなく、おおざっぱに点をつなげてみましょう。折れ線グラフまたは波のような山あり谷ありの曲線グラフになるかと思います。

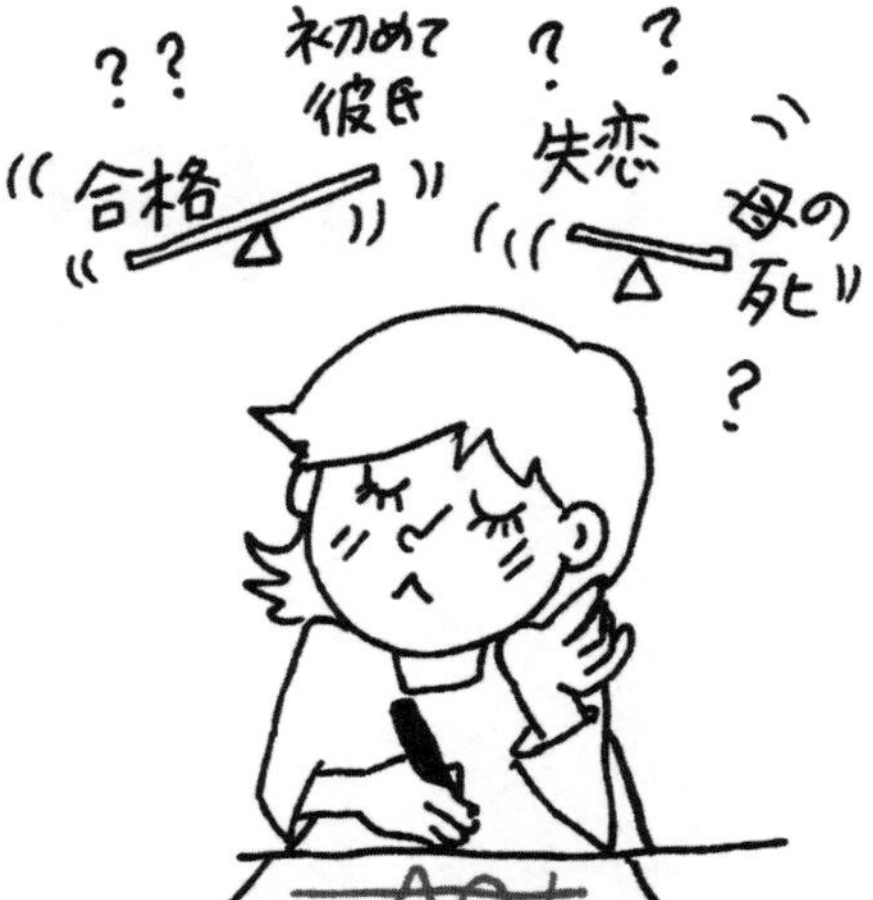

（見本●）

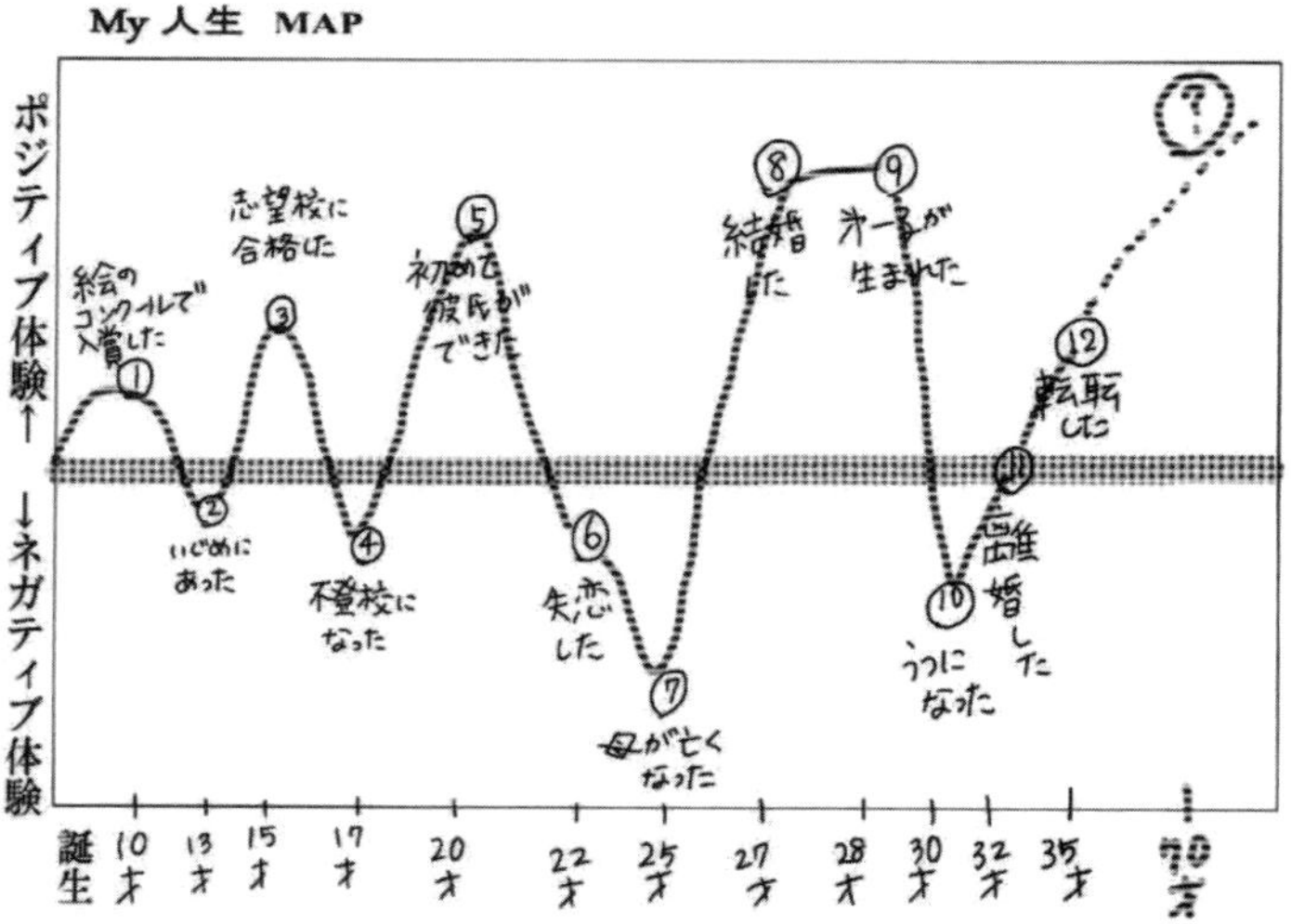
My 人生 MAP
ポジティブ体験↑
↓ネガティブ体験
絵のコンクールで入賞した
いじめにあった
志望校に合格した
不登校になった
初めて彼氏ができた
失恋した
母が亡くなった
結婚した
生まれた
うつになった
離婚した
転職した
誕生
10才
13才
15才
17才
20才
22才
25才
27才
28才
30才
32才
35才
70才

例えばある人のグラフはこのようになりました。

誕生から現在までの人生単位で自分を一歩外側からみることができますね。

これができただけでもいろいろ考えることができます。

例えば、今時点、すごく嫌なことや不安な悩みがあったとしたら、「過去の嫌なことにくらべたらそうでもないかもな」と思えたり、あるいは、去年の今時期、すごく不安で嫌な出来事があったけど、いま、いつのまにか解決できているな、などです。

そう、お気づきの通り、「1年前の今、すごく悩んでいたことを思い出してみてください」

――と言われても、パッと思い出せない人が多いのではないでしょうか。

つまり、今現在、何か悩んでいることがあったとしても「来年の今日」、なんであんなに悩んでいたのか、と思い出せないほどのことも多いのです。

ある論文によると、「心配性の人がいま心配していることの85％は起こらない」と調査結果もあるほどなのです。

POINT

心配事の8割は起こらない！

76

小さいデキタの宝箱づくり

グラフの基準線より上方向に書かれている部分に注目してみましょう。これらは自分にとって楽しかったこと・嬉しかったこと・喜んだことですね。

自分の力で何かできたんだという出来事や、自分が努力しようがしまいが、関係なく楽しい出来事がおこっていることに気づいたり、小さなことだけど、嬉しかったことがいっぱいあるんだと思えたり、

これからも、生きてさえいれば、やっぱり嬉しいことは起こるんだと気づけると思います。

表にかいてみましょう（記入例259ページ）。

関連項目→〔26〕〔75〕

やったぜ！
________のプラス体験分析表

できた！の「プラス体験」	少しくわしく注目	なぜできたのか自分分析
自分研究・考察		

あなたにはこんなに嬉しかったこと、楽しかったことがあり、自分で達成したこと、乗り越えられたことがたくさんあったことに気づき、その右側に、その理由を自分なりに分析してなぜそんな良い気分になったかを書いてみてください。すると、その「なぜできたか」を紐解くうちに、自分の才能や素敵な資質がうかびあがってくるかと思います。

ちえこ やったぜ！のプラス体験分析表

できた！の「プラス体験」	少しくわしく注目	なぜできたのか自分分析
①絵で入賞 ②志望校合格 ⑤初カレ氏 ⑧結婚 ⑨出産 ⑫転職	・クリエイティブなことが好き ・集中力がある ・案外魅力的かもしれない ・わりと料理ができる ・物づくりをいかした仕事で昔よりいきいきしている	・自分が好きなことには没頭できて結果を出せる ・周囲の目を気にしない分野だとのびのびできて成功する
自分研究・考察	人間関係に気をつかわない クリエイティブな自分でいこう!!	

77 嫌だったこと・悲しかったことについて事実と感情を表におとす

今度は、下方の「嫌なこと・悲しかったこと」に向きあってみましょう。共通項があるかもしれません。

もし、共通項があったとしたら、それはいつも後悔してしまう自分のクセがないか考えてみましょう。

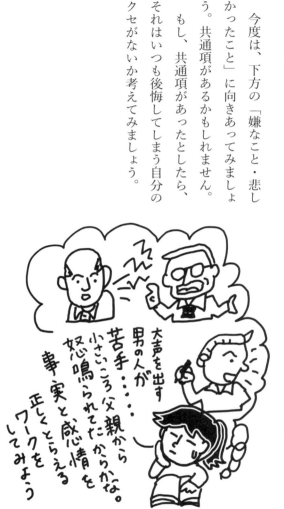

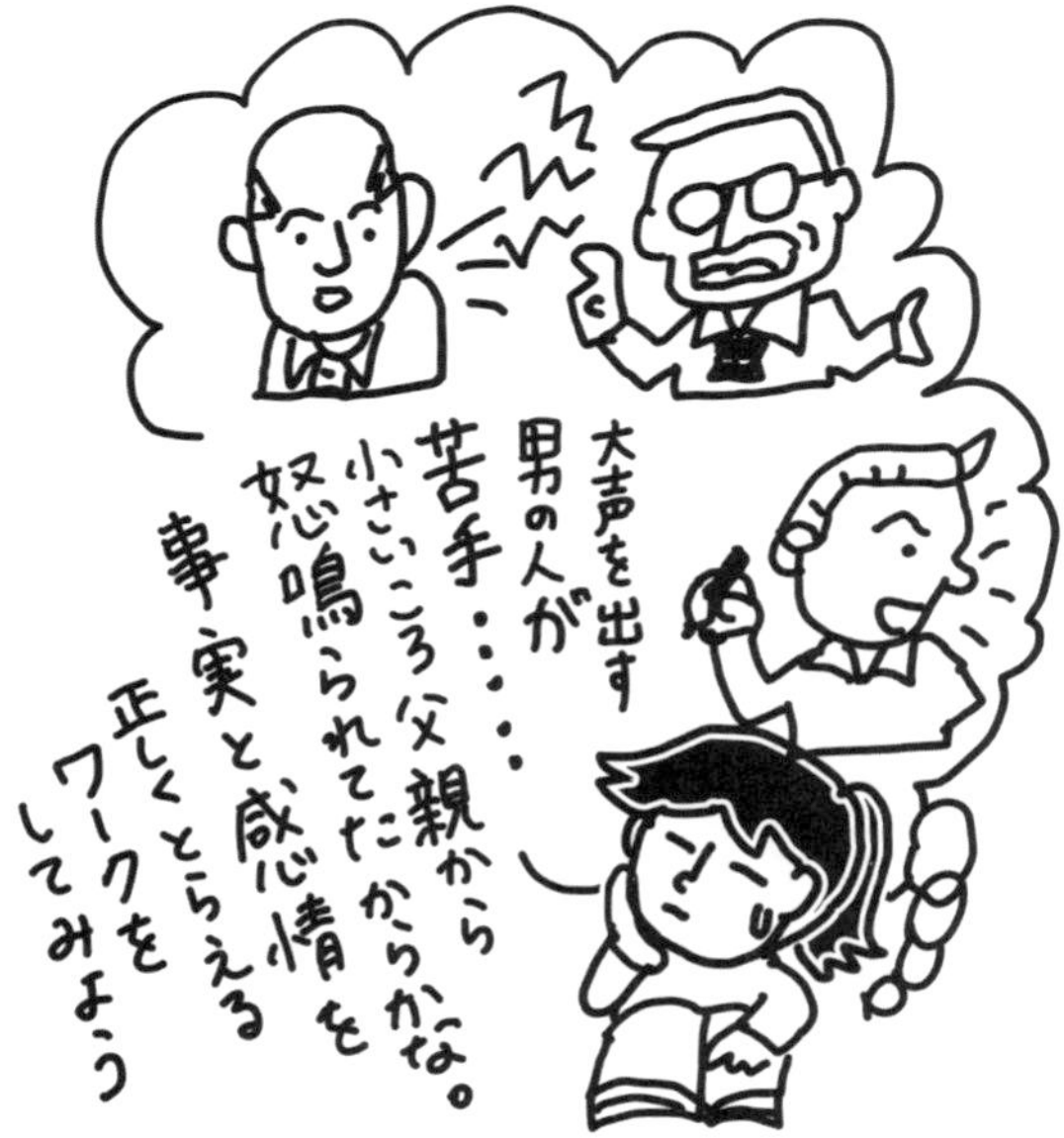

大声を出す男の人が苦手・・・・
小さいころ父親から怒鳴られてたからかな。
事実と感情を正しくとらえるワークをしてみよう

関連ページ→ 68ページ

自分のいやなこと研究

いやなこと	どうしていやな気持ちに？
②いじめられた	・いいたいことが言えなかった ・言いなりになっていた ・行きたくもないのに呼びだされて行った
⑥失恋した	・相手にすてられるのがいやで意見を言えなかった ・相手の理想に沿うように背のびしていた

今後の対策 ＊相手の言いなりになっていつも嫌な思いに。
今度は自分の言いたいことを言ってみよう。
相手にあわせない！

自分のいやなこと研究

いやなこと	どうしていやな気持ちに？

今後の対策

自分のクセがみつかったらしめたものです。
戦略をたてることができます。

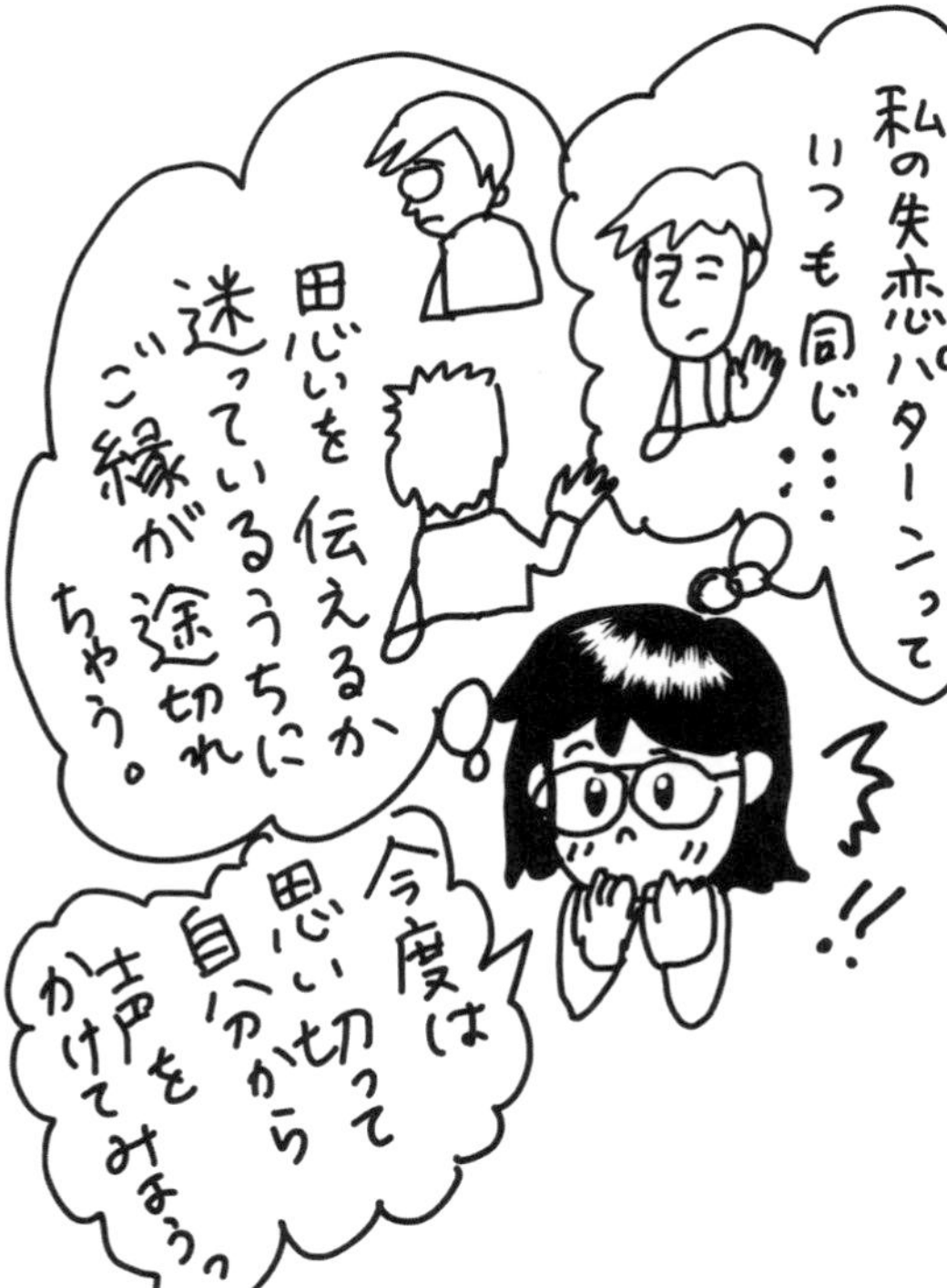
私の失恋パターンって
いつも同じ・・・
思いを伝えるか
迷っているうちに
ご縁が途切れ
ちゃう。
!!
今度は
思い切って
自分から
声を
かけてみようっ

78 乗り越える戦略をたてよう！
～嫌な出来事に直面したとき・とっさの思考回路練習～

〈77〉で嫌な気分になるときの自分のクセに気づくことができた人は、さらにステップアップ。

嫌な出来事に直面したときにすぐに対策・戦略を頭の中でたてられるように訓練しましょう。

最初は過去の出来事や、紙面に書き出すなどして練習してみましょう。なれてくると、日常の小さな出来事に直面したとき、とっさに頭の中で次に示す(1)～(6)の思考回路ができるようになります。

やりかた

(1)嫌な出来事（事実）をかく
(2)そのときの気持ちをかく

(3)本当にそうか？　と反論（複数の視点）をかく
(4)その出来事が他人(友達)に起こったことだとしたら、自分はどうアドバイスするか書く
(5)無敵の弁護人であれば、どう弁護を論じるかかく
(6)乗り越える（た）方法・乗り越えた自分の強み・発見をかく

２５１ページ記入例の「②いじめにあった」「⑦母が亡くなった（実体験）」について見本を示しました（２６６ページ参照）。

過去の乗り越えられた体験について表に書き出してみると、あなたには今まで気づかなかった自分の中の「乗り越える力」を発見するでしょう。

また、⑦のような出来事で自責の念などにとらわれているとしたら、見本例（２６６ページ参照）のように、とらわれの呪縛から解放されるかもしれません。

この戦略をすぐにたてられるようになれば、今後同じような状況に直面したとき、「起こってしまった事実」を受け止め、「変えられる部分と変えられない部分」を見分け、変えられる部分について「変えていく勇気」につながるかと思います。

ネガティブ体験・出来事（事実）	気持ち・感情	本当にそうか？（超理論的アドバイザー視点）	他人だったら自分はどのようにアドバイスするか	無敵の弁護人	乗り越える戦略　乗り越えられた自分の強み・発見
		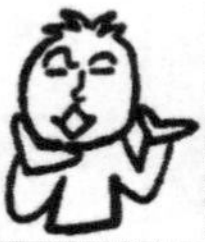	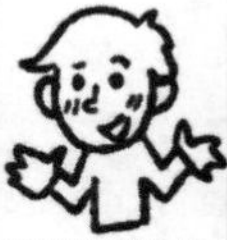	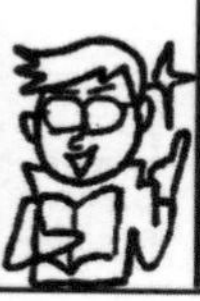	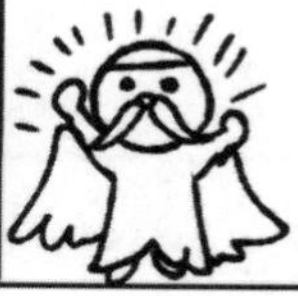

ネガティブ体験・出来事（事実）	気持ち・感情	本当にそうか？（超理論的アドバイザー視点）	他人だったら自分はどのようにアドバイスするか	無敵の弁護人	乗り越える戦略 乗り越えられた自分の強み・発見
② いじめにあった 悪口を言われた 消しゴムをかくされた お前のせいだと言われた	抵抗できない自分が情けない 一生うらんでやる 自己嫌悪	相手に暴力をふるったら犯罪だ。自分はえらい。人のものをかくした相手の方が犯罪だ	そんなやつらとはお別れだ。関わらないで、あいつらの顔もみないように離れちゃえ	他人の財産を隠したり盗んだりすることは犯罪です 証拠をそろえて訴えよう	うらんでいたけど忘れてた。風化するものだな。クズ人間に苦しんでる子供の気持ちがわかる。それをいかした仕事についた。

ネガティブ体験・出来事（事実）	気持ち・感情	本当にそうか？（超理論的アドバイザー視点）	他人だったら自分はどのようにアドバイスするか	無敵の弁護人	乗り越える戦略 乗り越えられた自分の強み・発見
⑦ 母が亡くなった	悲しい 親孝行できないままだった 後悔 ごめんなさい	きみのお母さんがそこにいたとしたら悲しいままでいてほしくないだろう。キミが防げる出来事ではなかった	きみのお母さんはきみを育てることじたいが日々喜びをかみしめていたと思うよ	きみが笑顔でいることじたいが親孝行だ。	今後は後悔しないように家族や周りの人にいつもありがとうと思いを伝えるようにしよう

79 未来予想図をたてる

・なりたい自分にグラフの先を書き入れる
・語尾は「なる」「する」
・はじめは10年単位や、50歳・60歳・80歳などざっくり。

最後に人生MAPの総仕上げをしましょう。

今現在の自分の点から左に「将来、どんなふうになっていたいか」――という、5年後から10年後単位程度でなりたい自分、の未来予想図をかいてください。

あなたの年齢にもよりますが、50才頃、60才頃、80才頃というふうにざっくりでよいです。

執筆時点で、日本では100才以上の方が8万人を越えたというニュースが流れました。

未来予想図に100才のなりたい自分がかかれてもおかしくないわけです。

関連項目→〔23〕〔75〕

できれば、自分の好みの色ペンでかいてみてください。

オレンジや、濃いピンク、グリーン、ブルーでも良いです。

いま、未来予想図として、ピンときたカラーのペンで、かいてみましょう。

「なりたい自分」ですから、できればHappyな未来を望むと思いますので、基準線より上にかかれますね。

こうすると、「なんのために」ということがわかり、いま自分がどんな行動をすればよいか、目標がたてやすいのです。

例えば、筆者は80才でキレキレのダンスをYouTubeにアップして世界を驚かせてみたいですし、スーパーババァになってお金を稼いで旅行に行ってみたいです。

そうすると、そのために、今自分が用意していくことは何か、例えば健康に気をつけたり、少しずつお金を貯めたり、という短期の目標が明確になってきます。

よく、年頭に今年の目標をかかげて、途中挫折してしまったり、三日坊主になりそうなときは、この「なんのために」ということを常に思い出してみてください。

Pointとして重要なのは、未来予想図のほうは、自分視点で、考えることです。

具体的にいうと、自分の行動で変えられるものであることが重要で、なりたい自分をか

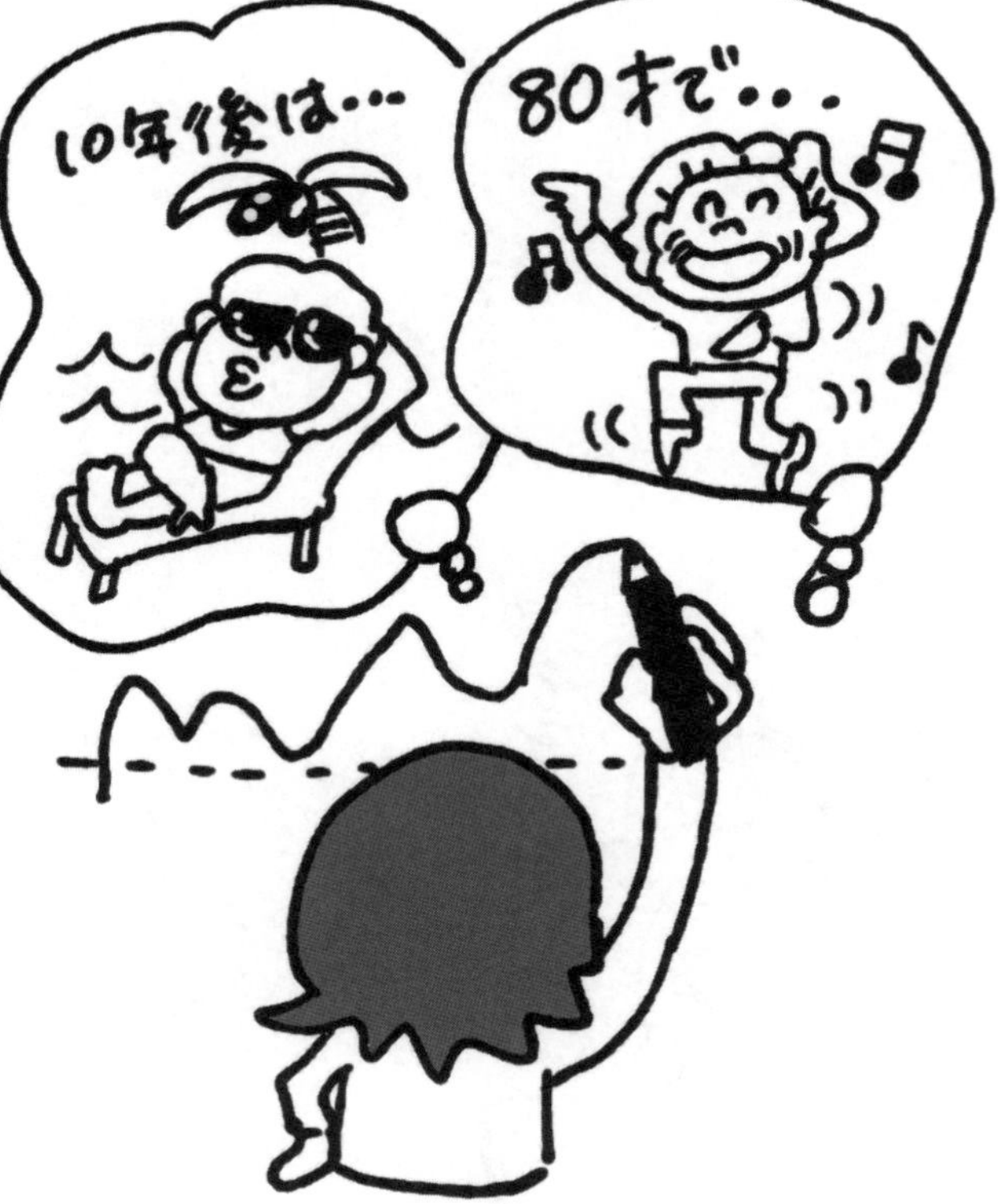
10年後は…
80才で…

くのがコツです。決して、他人の努力や他人の評価についての理想をかかないように注意しましょう

例えばダメな例としては「息子をよい大学に入れて医者にする」とか、「●●さんに認められて、友人達が自分の威厳を羨ましく思うようになること」というように他人視点で自分の価値が決まってしまうような目標は、しょせん、いつになっても、他人の目を気にしてしまい、自分の幸せってなんなのか、最後にはわからなくなって、疲れる一方の生き方になってしまいます。

あなたの人生はあなたのものなのです。

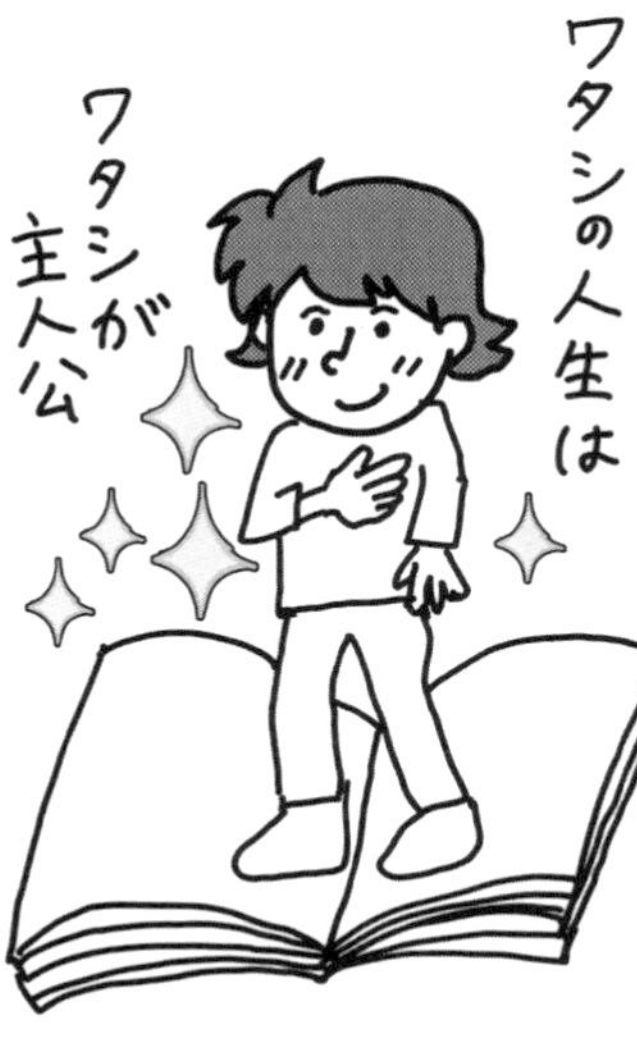

関連項目→〔71〕〔72〕〔73〕

80

善行銀行「よいちょ。」のススメ
～ちっちゃく、簡単、しんどくない～をモットーに～

「一日一善」ということわざがありますが、たんなることわざにとどまらず、今ではこの「他人を助ける行動」、言葉では「人助け」「他人に親切な行為」などの表現はさまざまです。それら、いわゆる「善行」をすると、

「自分のからだの痛みに強くなる」
「幸せを感じる度合いがぐんとあがる」
「逆境を乗り越える力をあげる」という調査結果が得られています。

ここで、読者の中には
「とはいえ、毎日善行する時間なんかない」
「具体的に何をすればよいかわからない」
――という疑問を持つ人もいるかと思います。

筆者も試行錯誤しましたが、善行を気持ちよく行うコツとしては

関連項目→〔72〕〔73〕
関連ページ→ 183、239、280～282ページ

⑴　ちっちゃなことでＯＫ
⑵　５分程度、長くても10分以内
⑶　自分の得意分野・好きなことを活《い》かしたしんどくない内容で

――というのがｇｏｏｄ！

具体的に説明すると、たとえば

本当に些細なことですが、通勤・通学途中、急いでいる他人のために道を譲るなどの些細なことでよいのです。

⑶の「自分にとってしんどくない善行」というのは、人によって違います。苦労なくできる作業は人それぞれなので、自分が好きでできる分野をいかして、他人にできる感謝の方法やプチ善行をするという意味です。

趣味や特技を活かしてもよいでしょう。

たとえば、筆者は、そもそも落書きや文字を「書く」という作業が小さい頃から好きなので「書く」ことに対してはそんなにストレスがないわけです。なので、感謝の言葉やイラストをササッとかいて例えば御礼状を投函するのは苦になりません。

１分ほどででき、好きなことを活かした自分流プチ善行です。

マンガを読むのが大好きな人は、例えば作者にファンレターをかいて投函したり、その方のブログに御礼の言葉を届けるのもアリでしょう。

映画やドラマが好きな人は、ファンになった役者さんや、監督さん、マニアックな人は演出家や裏方さんなどに感動の思いを伝えるファンレターを送ってもOKかと思います。

ここで、ポイントとしては「相手に見返りを期待しない」という、一方通行の善行にするのが重要です。

例えば、筆者は、特定の映画やドラマのバイプレーヤー（いわゆる名脇役）の役者さんに「感動した」という思いを書き連ねて、御礼状を書いて投函しますが、返事がくるなんてことは全く期待していません。

「見返りはない前提」なので、楽です。

ただただお例を言うだけで満足ですから！

受け取った人が読んでくれたらいいな、くらいの思いでOKなのです。

これは何も、著名人にファンレターを出すだけでなく、近所の美味しいラーメン屋さんや、喫茶店があって「いつも美味しいんだよなあ」と感じていたとしたら、思っているだけでは伝わらないので、紙にかいてポストに投函するわけです。感謝なので匿名でもかまいません。

また、ＳＮＳのツールの中で「ブログ」は、ブログ管理者がコメントを管理できるので、例えば闘病している人や、何か苦難を乗り越えながら発信している人のブログに感動したとしたら、その御礼や感想をコメントすることもよいかと思います。

ただし注意としてはＳＮＳは、つかい方によって、自分にとって強い武器にもなる、反面、つかい方を間違えると悪影響が降りかかってくる「諸刃《もろは》の剣」のようなものなので、うまく使いわけましょう！

プチ善行
point

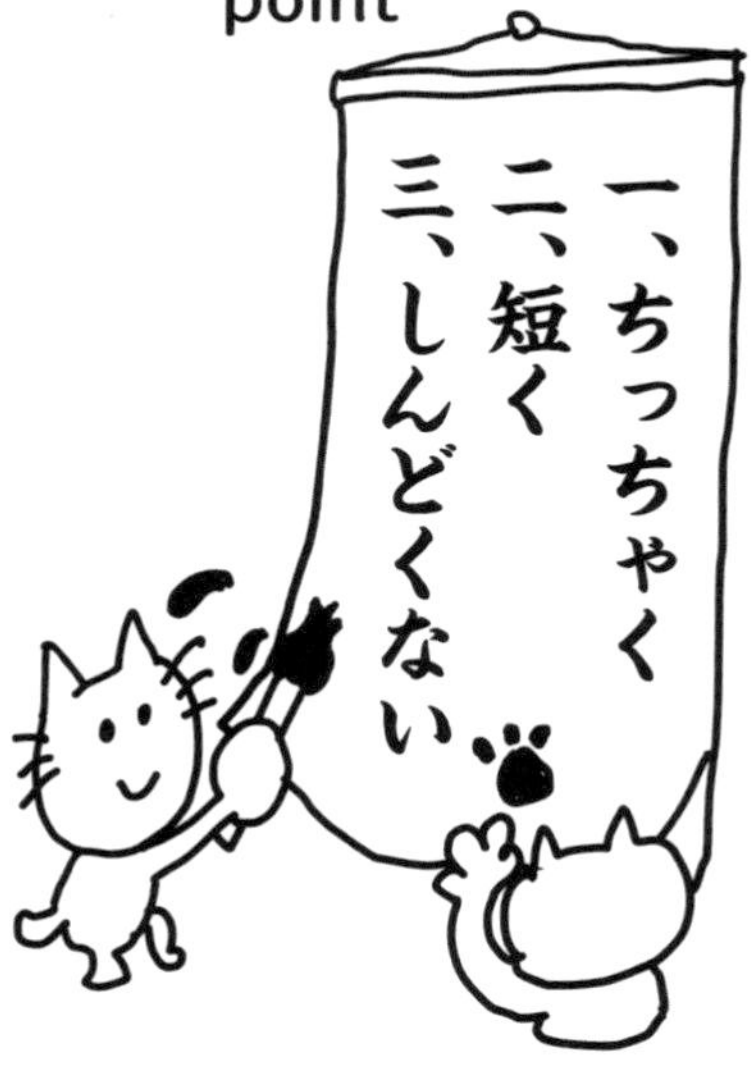

関連項目→〔74〕

81 「笑い」は最強の武器であり防具

笑うことの効能として、明らかになっていることはたくさんあります。

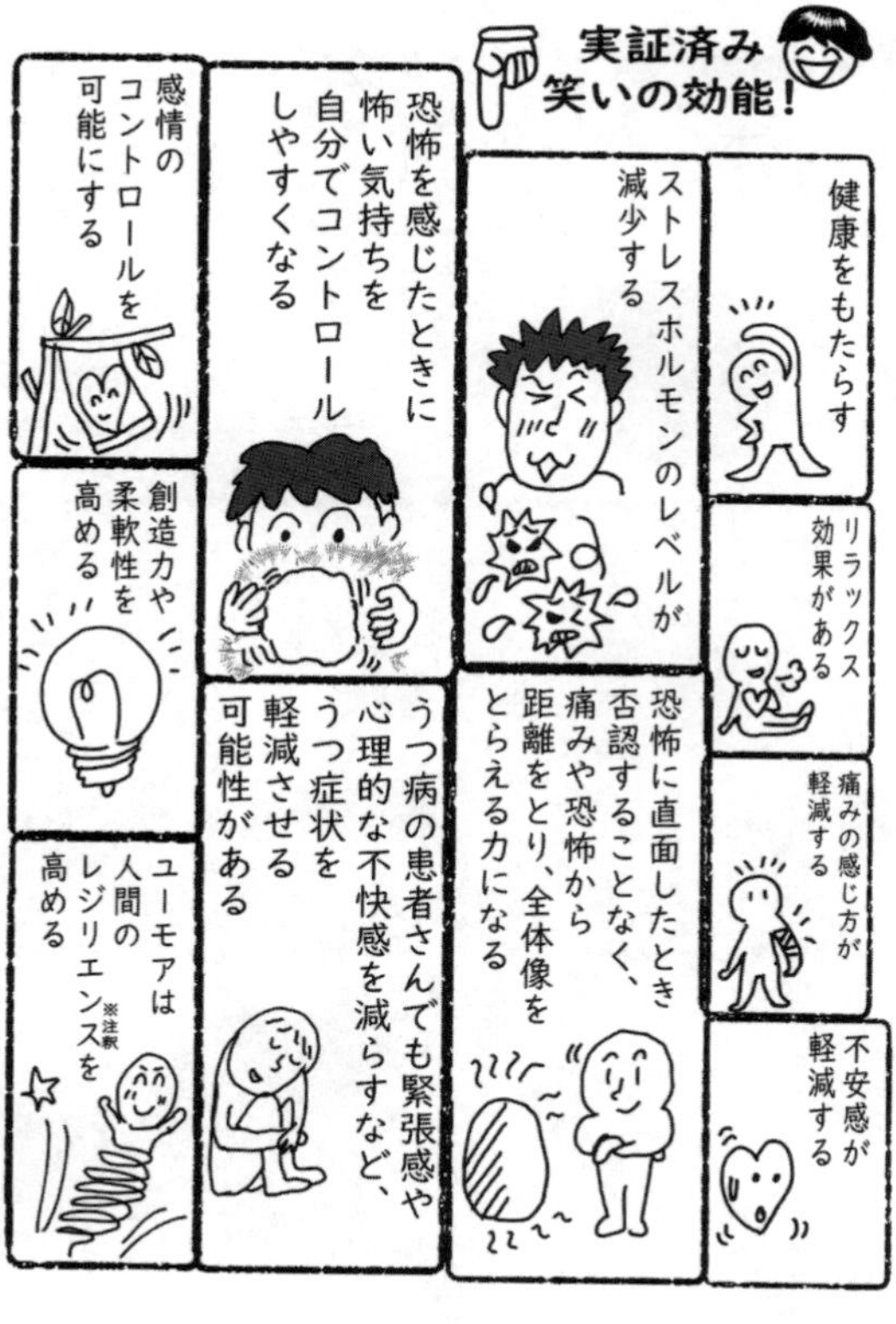
実証済み
笑いの効能！
健康をもたらす
リラックス効果がある
痛みの感じ方が軽減する
不安感が軽減する
ストレスホルモンのレベルが減少する
恐怖に直面したとき否認することなく、痛みや恐怖から距離をとり、全体像をとらえる力になる
恐怖を感じたときに怖い気持ちを自分でコントロールしやすくなる
うつ病の患者さんでも緊張感や心理的な不快感を減らすなど、うつ症状を軽減させる可能性がある
感情のコントロールを可能にする
創造力や柔軟性を高める
ユーモアは人間のレジリエンス※注釈を高める

※注釈　レジリエンス→逆境を乗り越えて回復する力

正しい笑い方…？

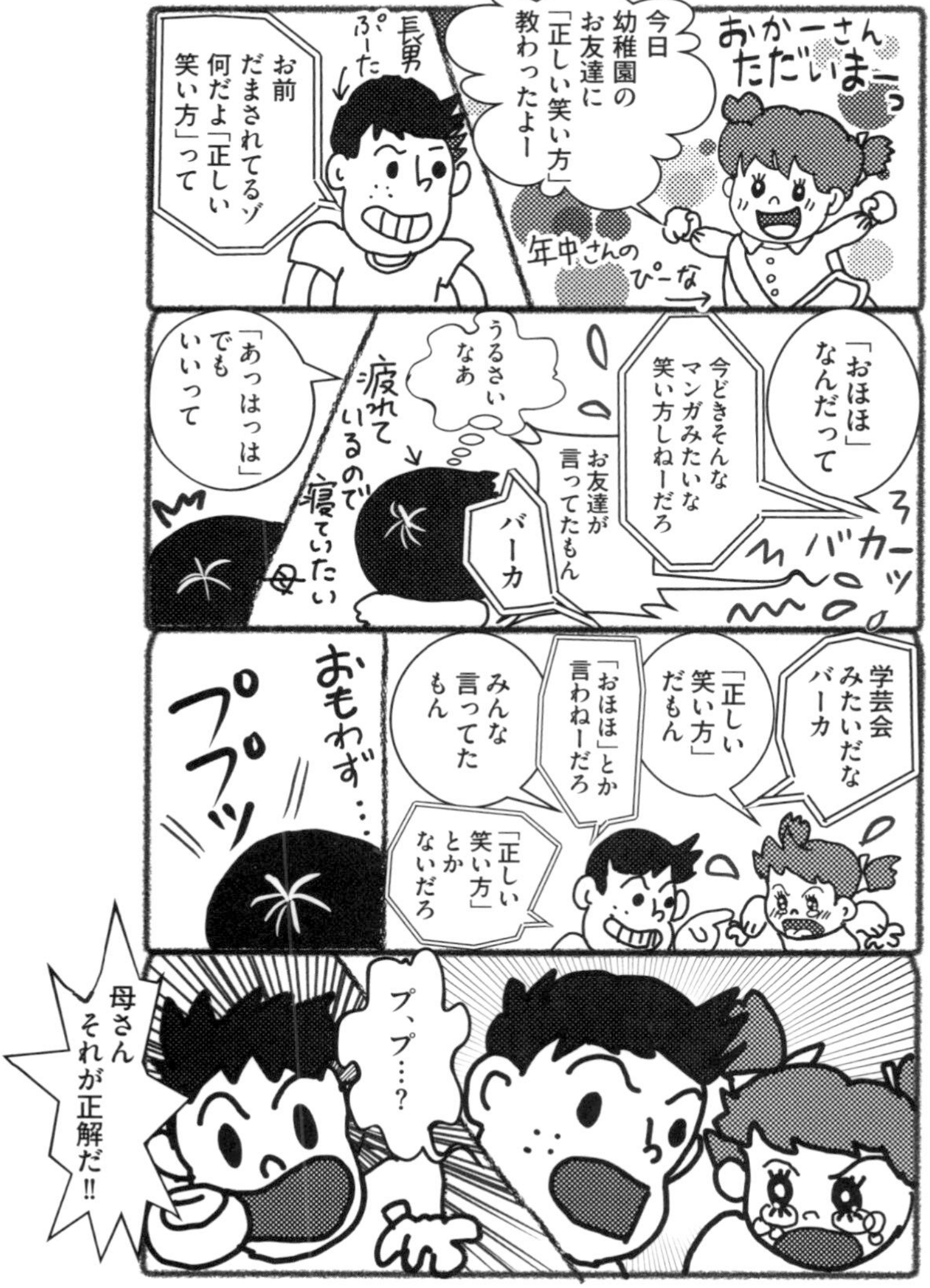
おかーさん ただいまーっ
今日 幼稚園の お友達に 「正しい笑い方」 教わったよー
年中さんの ぴーな
長男 ぷーた
お前 だまされてるゾ 何だよ「正しい 笑い方」って
「おほほ」 なんだって
今どきそんな マンガみたいな 笑い方しねーだろ
お友達が 言ってたもん
バーカ
バカーッ
うるさい なあ
疲れているので寝ていたい 母
「あっはっは」 でも いいって
学芸会 みたいだな バーカ
「正しい 笑い方」 だもん
「おほほ」とか 言わねーだろ
みんな 言ってた もん
「正しい 笑い方」 とか ないだろ
おもわず…
プフッ
プ、プ…？
母さん それが正解だ!!

82

自分の「弱み」は「強み」：発見早見表
根拠があるから気分もあがる！

ネガティブ感情（弱み）	根拠文献をもとに「強み」に変換（左項目の『弱み』は、このような『強み』でもあることが明らかになっています）
自分に自信がない	・進んで他の人と協力できる力がある ・自分を省みる力があり、自己開発のモチベーションが高まると、新しい変化を受け入れて前進する可能性がアップ
諦める	・達成が望めない信念に対して「ダメだ」という英断ができ、別の目標にきりかえる柔軟性を発揮する力がある
不快な環境だと感じたとき	・快適でない状況や不便な状況に対する心の免疫力が高まる ・人生の困難を切り抜ける練習の機会がきたということ
憂うつな気分になったとき	・細かい点に気がつく傾向になる ・人の表情を読み取る能力が高まる
たいくつだと感じたとき	・現在の人間関係や日々に満足していないという自分の内なるサインである ・退屈という状況に置かれることにより、自らその状況から抜け出そうという力が生まれる ・脳を自由に遊ばせることにより創造性と成長のきっかけになることがある

※一部表現を日本人仕様にわかりやすくかみくだきました。

関連項目→〔9〕〔14〕〔15〕〔16〕〔19〕〔20〕
関連ページ→ 94〜95ページ

弱み	強み
怒りを感じたとき	・自制心のある人が「怒り」を感じたときは、創造性やひらめきを生じさせる（自制心のない人、反抗心のある人は逆に創造性は低下する） ・勇気がアップする
罪悪感を感じたとき（恥の意識とは違うので注意）	・罪悪感を抱いたときは「自分の生き方」をよりよく変えたいと思っている証拠 ・「過ち」から学ぼうとしている一歩であり、努力する意思がある証拠。
罪悪感を感じやすい人	・強い倫理観を持っている証拠
罪悪感によっておちこんでいるとき（恥の意識とは違うので注意）	・罪悪感によって落ち込んだ人はその気持ちを和らげるためにパートナーや友達、同僚など周囲の人に尽して他者に恩恵をもたらす力がアップ
不安（長期に至る強い不安ではない場合のほどよい不安）	・不安を感じると「知覚（視覚や聴覚）」の感覚が鋭敏になる ・問題解決能力が高まる・不安が全くないと、小さな問題が大惨事に発展する可能性があるので重要な感情でもある ・環境のわずかな変化を察知できる ・用心深い・他者の面倒をみたり気にかける配慮に長ける
宝くじで一等を逃してガッカリ	・一攫千金で強い昂揚感を経験すると、ほかのよいことがかすんでしまったり、うまく行かなかった小さな敗北の挫折に弱くなってしまう
自分が不幸に感じたとき（感じている人）	・情報を詳しく注目し、処理する傾向があるため、他者を説得する力に長けている ・嘘を見極める能力が高くなっている ・注意力が高まっている
悲しみを感じたとき	・「悲しみ」を表現することができれば自分が窮地にたっていて助けが必要だと周囲にわかってもらえる ・人の「ウソ」を見抜く能力が高まっている

弱み	強み
たまにぼうっとする	・ぼうっとした時間に創造的なひらめきが産まれることが多い ・集中力をいったんOFFにしてお昼寝をしたり身体を休めると脳が情報の整理せいとん作業を自動的にすることが証明されている
不安におちいっているとき	・集中力や警戒心が高まっている証拠。集中力や警戒心を要する作業をすると良い結果が期待できる
怖い物知らずで自己中、ナルシスト	・高い危機管理能力や説得力を活かし、偉大なことを成し遂げる可能性が高い
物事を悲観的にとらえやすい	・物事がうまくいかなかった時の気分やや最悪のシナリオを想像できるので「最悪のシナリオ」を和らげるための計画を実行する力がある ・「不安」を行動に変える力がある
不安や緊張を感じたとき	・意図的にでも「自分は不安」という表現を「自分はとても興奮している」と言い換えることにより、自分の気持ちではなく状況に注目できるようになる。すると説得力や自信に繋がり、結果を出すことができる
不快なこと・嫌な気分	・自分を鍛えて成功する過程にあるということ。 ・長期的な将来をみすえて鍛錬しているとき、人生の意味を重視して行動している場合におきる気分である
環境の変化による緊張	・もっとゆったりペースにせよ、という心のサイン
神経症的傾向が強い・ネガティブに物事をとらえがちな人	・クリエイティブな作業が得意であることが多い
不安感が強く、ネガティブな思いになりやすい	・不安感が強いからこそ「慎重に」「注意深く」物事をすすめることができる。不安がモチベーションになる場合には極端にポジティブな人達より、よい成績（結果）をだすことができる
失敗やミスが怖くて「ビビり」	・仕事は正確で注意深く、ゆっくりと着実に物事を進められる。分析力が高い

付録

善行銀行・預金通帳よいちょ。

コピーして手帳に貼ったり、何枚かコピーしてオリジナル通帳ふうに閉じてみるなどして利用してください。

関連ページ→ 183、281〜282ページ

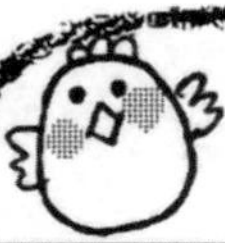

善行銀行明細

	年月日	場所	内容	徳トク ポイント	累計

記入例

善行銀行明細

年月日	場所	内容	徳トクポイント	累計
10月2日	バス	席をゆずった	2	2
10月3日	スーパー	○○してくれた店員にありがとうと言えた	5	7
10月4日	家	子どもにありがとうと言えた	5	12
10月4日	アパートのまえ	ゴミを拾った	3	15

あとがきにかえて

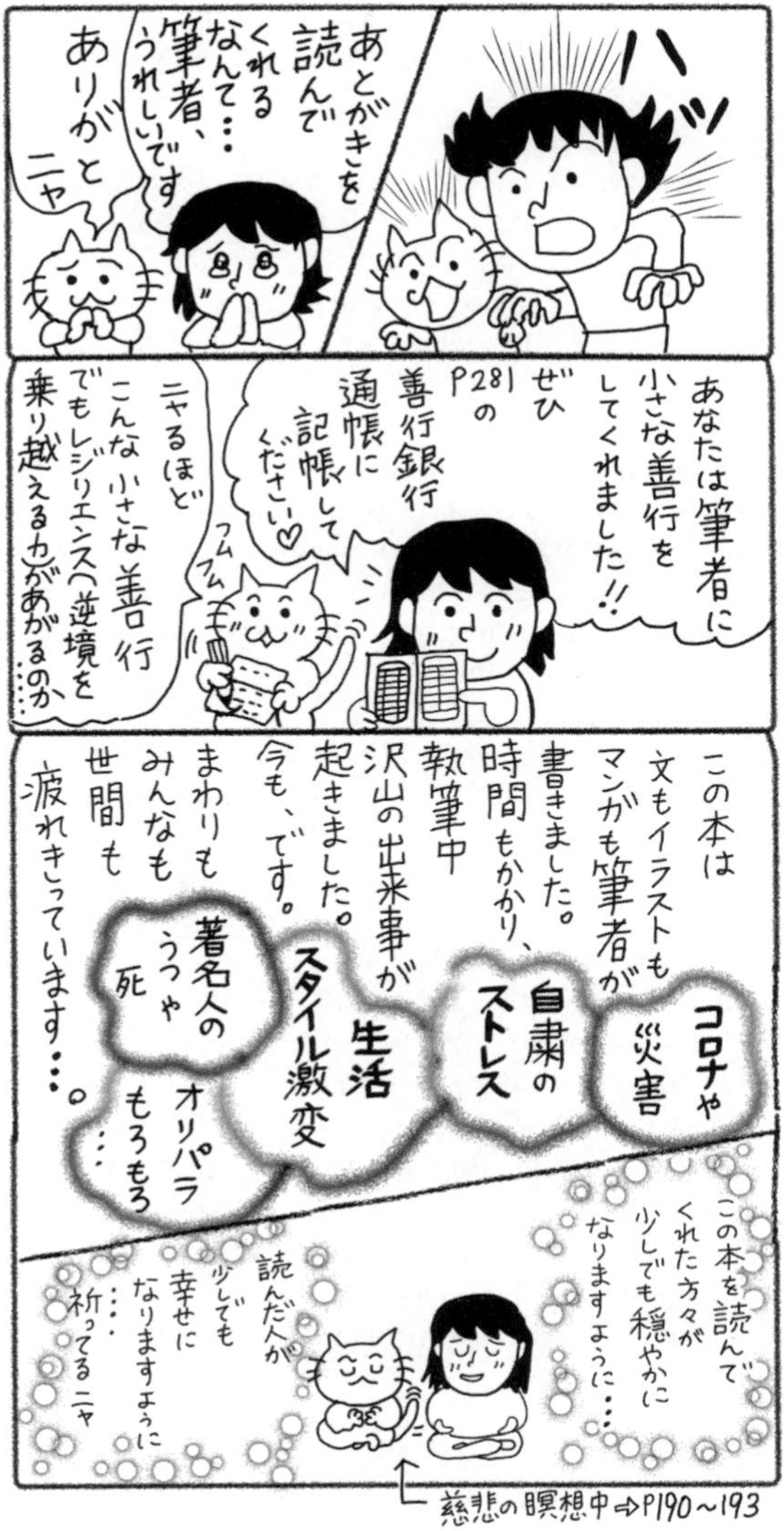
ハッ
あとがきを読んでくれるなんて…筆者、うれしいです
ありがとニャ
あなたは筆者に小さな善行をしてくれました!!
ぜひP281の善行銀行通帳に記帳してください♡
フムフム
ニャるほど こんな小さな善行でもレジリエンス（逆境を乗り越える力）があがるのか……
この本は文もイラストもマンガも筆者が書きました。時間もかかり、執筆中沢山の出来事が起きました。今も、です。
コロナや災害
自粛のストレス
生活スタイル激変
著名人のうつや死
オリパラもろもろ…
まわりもみんなも世間も疲れきっています…。
この本を読んでくれた方々が少しでも穏やかになりますように…
読んだ人が少しでも幸せになりますように…祈ってるニャ
慈悲の瞑想中⇨P190～193

編集部村上美千代さん、出版社、制作会社、書店、配送業の皆様に感謝です

（二〇二一年夏　著者）

・「精神療法　特集 マインドフルネスを考える，実践する」金剛出版
・「マインドフルネスを医学的にゼロから解説する本」日本医事新報社，2018。

第Ⅵ章

・ケリー・マクゴニガル著「スタンフォードのストレスを力に変える教科書」大和書房，2015。
・スーザン・フォワード著「毒親の棄て方」新潮社，2015。
・松本俊彦編「助けてが言えない」日本評論社，2019。
・石垣琢磨著「臨床心理学101　特集 レジリエンス」金剛出版，2017。
・ポール・G. ストルツ著「すべてが最悪の状況に思えるときの心理学　AQ 逆境指数」きこ書房，1999。
・J.Holt-Lunstad,T.B. Smith,and J.B.Layton, "Social relationshipa and mortality risk:A menta-analytic review" Public Library rsonal Relationships 9 (1992):325-30.
・J.T.Cacioppo and L.C.Hawkley, "People thinking about people:The vicious cycle of being a social outcast in one's own mind," in The Social Outcast:Ostracism, Social Exclusion, Rejection, and Bullying, edited by K.D.Williams and W.Von Hippel (New York:Psychology Press,2005), 91-108.

・ロバート・B．チャルディーニ著「影響力の武器（第三版）」誠信書房，2014。
・ジョセフ・フォーガス（心理学者）らの研究
・トッド・カシュダン，ロバート・ビスワス，ディーナー・ジューン・タングニー，アンドレイ・メドヴェージェフ（ジョージタウン大学機能・分子イメージセンター教授）らの研究
・スコット・リリエンフェルド（心理学者）研究チーム
・ウエルズリー大学；ジュリー・ノレムの研究
・ハーバードビジネススクール：アリソン・ウッド・ブルックスの研究
・ロイ・バウマイスター（心理学者）の研究
・Norem, J. K., & Cantor, N. (1986). Defensive pessimism: Harnessing anxiety as motivation. Journal of Personality and Social Psychology, 51 (6), 1208–1217.
・Focus: Use Different Ways of Seeing the World for Success and Influence, 2014
・ORIGINAL ARTICLE| VOLUME 18, ISSUE 4, P243-249, AUGUST 01, 2017. The Mediating and Moderating Effect of Volunteering on Pain and Depression, Life Purpose, Well-Being, and Physical Activity Elizabeth Salt, PhD, APRN

・青木智恵子著「ぎゃくたい（虐待）ってなあに？」金剛出版，2019。
・高照度光療法の総合サイト
https://portal.lighttherapy.jp/lighttherapy/post_104.html：2020/10,access.
・Minimum Time Dose in Nature to Positively Impact the Mental Health of College-Aged Students, and How to Measure It:A Scoping ReviewGenevive R. Meredith, Donald A. Rakow, Erin R. B. Eldermire,Cecelia G. Madsen, Steven P. Shelley and Naomi A. Sachs.

第Ⅲ章

・青木智恵子著「参加者をあたためる楽しい小技」黎明書房，2014。
・磯田雄二郎「サイコドラマの理論と実践」誠信書房，2013。
・青木智恵子著「増補 車椅子やベッドの上でも楽しめる子どものためのふれあい遊び55」黎明書房，2015。

第Ⅳ章

・青木智恵子著「みんなで考えた高齢者の楽しい介護予防体操」黎明書房。
・武藤芳照他編「運動療法ガイド－正しい運動処方を求めて（改訂第４版）」日本医事新報社，2006。

第Ⅴ章

・バンデ・H・グナラタナ「エイトマインドフル・ステップス」サンガ、2014。
・日本嚥下障害臨床研究会監修　溝尻源太郎他編「嚥下障害の臨床」医歯薬出版株式会社，1998。
・藤島一郎著「口から食べるＱ＆Ａ（第４版）」中央法規，2011。
・青木智恵子著「みんなで考えた高齢者の楽しい介護予防体操」黎明書房。
・岡田佳詠「看護のための認知行動療法」医学書院
・アルボムッレ・スマナサーラ「慈悲の瞑想～人生を開花させる慈しみ～」サンガ，2018。
・木野孔司編著「THCのコントロールで治す顎関節症（第２版）」医歯薬出版株式会社，2015。
・「精神治療学 vol.32　特集 マインドフルネス－精神科治療への導入と展開」星和書店，2017。
・JKハーマン・中井久夫訳「心的外傷と回復（増補版）」みすず書房
・ベッセル・ヴァン・デア・コーク著「身体はトラウマを記憶する」紀伊國屋書店，2016。
・KellyMcGoniGal.Ph.D著「ケリー・マクゴニガルの痛みを癒やすヨーガ」ガイアブックス，2014。

主な参考文献

第Ⅰ章

・クリスティーン・ネフ著「セルフ・コンパッション」金剛出版，2014。
・ケリー・マクゴニガル著「スタンフォードのストレスを力に変える教科書」大和書房，2015。
・千住秀明他編「チームのための実践呼吸リハビリテーション」中山書店，2009。
・日本理学療法士協会呼吸リハビリテーションガイドライン作成委員会他編「呼吸リハビリテーションマニュアル―運動療法―」照林社，2003。
・リサ・フェルドマン・バレット著「情動はこうしてつくられる――脳の隠れた働きと構成主義的情動理論」紀伊國屋書店，2019。
・澤田康幸・上田路子・松林哲也著「自殺のない社会へ―経済学・政治学からのエビデンスに基づくアプローチ」有斐閣。
・青木智恵子著「前向き言葉辞典」黎明書房，2013。
・熊谷晋一郎他編集「臨床心理学 増刊第11号 当事者研究をはじめよう」金剛出版，2019。
・Brett Q Ford et al. J Pers Soc Psychol. 2018 Dec;115 (6):1075-1092.
・Maya Tamir et al. J Exp Psychol Gen. 2017 Oct.
・Todd B. Kashdan, Patty Ferssizidis, R. Lorraine Collins. First Published August 9, 2010.
・Affleck, G.& Tennen,H. (1996): Construing benefits from adversity; adaptational significance and dispositional underpinning. Journal of Personality, 64,899-922.
・Edited by Susan T. Fiske, Princeton University, Princeton, NJ, and approved December 5, 2019 (received for review July 18, 2019)
・C.M.Masi, H.Chen, L.C.Hawkley, and J.T.Cacioppo, “A meta-anaiysis of interventions to reduce loneliness,” Personality andsy Social Psychology Review 15 (3) (2011):219-66.
・PNAS January 14, 2020 117 (2) 950-958; first published December 30, 2019.
・S.D.Pressman, S.Cohen, G.E.Miller, A.Barkin, and Barkin, and B.Rabin, “Loneliness, socialnetwork size, and immune response to influenza vaccination in college freshmen,” Health Psychology,24 (3) (2005):297-306.

第Ⅱ章

・青木智恵子著「ウツ戦記」金剛出版，2019。
・宮岡等他監修・松本俊彦編「こころの科学 vol.202 特集『助けて』が言えない」日本評論社，2018。

●著者略歴

青木 智恵子（あおき ちえこ）

複数のペンネームを持ち、著書20冊以上。青木智恵子著「ぎゃくたい（虐待）ってなあに」・「ウツ戦記」（金剛出版）、「増補 車椅子やベッドの上でも楽しめる子どものためのふれあい遊び55」・「もっと素敵に生きるための前向き言葉大辞典」（黎明書房）、有島サトエ著『マンガでわかるどんなウツも、絶対よくなるラクになる！』（すばる舎）など。

国家資格（医療）複数あり。自治体の保健師・病棟看護師・大学非常勤講師などの勤務歴（兼務含む）約10年。日本子ども虐待医学会会員。ヨガインストラクター（シニア・キッズ・リラックス）他、民間資格複数あり。

クリエーター名：メディカルくん（MedicalKUN）として、LINEスタンプ100種以上製作（例：闘病生活・発達障害・視覚過敏・読字障害のかたに使いやすいもの・アドラー心理学を応用したもの・手話する動く動物・SNSカウンセリングカスタムなど）

同名でイラスト販売サイトPIXTAにて、感覚統合・乳幼児発達・虐待・医療・保健・福祉・介護・看護に関するイラスト制作。

（QRコードを読み取ると閲覧できます）

イライラ・不安が消える！
疲れたこころとからだの休め方

2021年８月23日　初版第１刷発行

著者　　青木　智恵子

発行者　石井　悟
発行所　株式会社自由国民社
〒171-0033東京都豊島区高田３－10－11
03-6233-0781(代)　振替　00100-6-189009

印刷所　株式会社光邦
製本所　新風製本株式会社

DTP　有限会社中央制作社
カバーデザイン　㈱デジカル
カバーイラスト　ともき